Steige ich hinauf in den Himmel, so bist du dort;
bette ich mich bei den Toten, so bist du auch dort.
Nehme ich die Flügel der Morgenröte und lasse mich
nieder am äußersten Meer, so wird auch dort deine Hand
mich festhalten.
(Psalm 139,8.9)

Andrea Moritz,

geboren 1957, Pfarrerin, Synodalbeauftragte für Kindergottesdienst des Kirchenkreises An Nahe und Glan (Ev. Kirche im Rheinland) und Mitglied der Textplankommission des Gesamtverbandes für Kindergottesdienst in der EKD.

Sabine Gerke,

geboren 1949, Studium an der Fachhochschule Hannover, FB Grafik-Design, freie Mitarbeit als Illustratorin bei Werbeagenturen in Hannover, Karlsruhe und Bochum, Künstlerin der Galerie Bodek, Hannover, Zeichenkurs-Leiterin an der Evangelischen Bildungsstätte, Hannover.

Inhalt

Einleitung

Mit Kindern über Tod und Sterben sprechen

Wie können wir mit Kindern über Tod und Sterben sprechen? Diese Frage stellen sich viele Erwachsene angesichts eigener Hilflosigkeit und Ängste in der Begegnung mit diesem Thema. Das Leben in einer Gesellschaft, die den Tod nicht wahrhaben will und Sterbende ausgrenzt, fördert in höchstem Maße die Vertiefung eigener Unsicherheiten.

Im Gegensatz zu uns Erwachsenen verstummen Kinder nicht, wenn sie dem Tod in irgendeiner Form begegnen. Sie setzen sich damit auseinander, was Sterben und Tod auch für sie persönlich bedeuten kann. In ihrer kindlichen Vorstellungswelt entstehen häufig konkrete Bilder, mit denen sie versuchen, das Erfahrene zu verarbeiten. Spontan stellen sie ihre Fragen dazu, einfach und sachlich, manchmal unvermittelt bei einer Autofahrt, am Mittagstisch, in der Kassenschlange im Supermarkt oder ganz direkt in einer aktuell erfahrenen Verlustsituation.

Unsere Aufgabe als Erwachsene besteht darin, den Kindern offene und ehrliche Antworten zu geben und sie einfühlsam in ihren jeweiligen Prozessen zu begleiten.

Das Buch »Tod und Sterben – Kindern erklärt« gibt Hilfestellungen bei der Suche nach Antworten auf konkret gestellte Kinderfragen. Es zeigt Möglichkeiten auf, wie wir Kindern in der aktuellen Auseinandersetzung mit dem Sterben und dem Tod zur Seite stehen können und Mut machen, die eigene Sprachlosigkeit hinsichtlich dieses Themas zu überwinden. Dabei fließt auch die christliche Hoffnung auf Auferstehung mit ein.

Der Umgang mit kindlichen Todesvorstellungen

Um überhaupt mit Kinderfragen zu Tod und Sterben umgehen zu können, sollten wir uns mit den Todesvorstellungen der Kinder auseinandersetzen. Entwicklungspsychologisch kann man beobachten, dass von Kindern bis zu fünf Jahren der Tod nicht als endgültig angesehen wird. Der Opa schläft vielleicht nur für eine längere Zeit oder der ver-

storbene Vater ist auf eine lange Reise gegangen.
Kinder ab sechs Jahren begreifen hingegen die Allgemeingültigkeit und die Endgültigkeit des Todes. Klar ist für alle Kinder jedoch, dass nach dem Tod nicht alles zu Ende sein kann. Für Kinder gilt: Die Toten sind um uns, sehen und fühlen alles, können laufen und essen, dies aber alles nur eingeschränkt. Hierzu entwickeln sie ganz persönliche Bilder. Die Auseinandersetzung von Erwachsenen mit bestimmten Bildern führt oft in ein Spannungsfeld hinein. Hintergrund hierfür ist die Loslösung von Bildern des eigenen Kinderglaubens. Für die Lösung einer solchen Spannung gilt, dass wir die Kinder auf keinen Fall auf unsere eigenen Vorstellungen festlegen sollten. Dabei hilft, sich eine Erfahrung zu vergegenwärtigen, die wir mit den Kindern gemeinsam haben: Wir sind noch nicht gestorben. Also kann es auch keine allgemeingültige Antwort auf den Tod und ein mögliches Leben danach geben. Bei der Suche nach Antworten auf konkrete Fragen ist unbedingt zu beachten: Jedes Kind und jede Todeserfahrung ist anders. Gefragt ist deshalb im besonderen Maß das persönliche Einfühlungsvermögen sowie Offenheit und Ehrlichkeit im Umgang mit der jeweiligen Situation.

Zur Benutzung des Buches

Im Folgenden finden Sie alltagsnahe Fragen aus der Lebenswelt der Kinder, die Ihnen vielleicht schon einmal begegnet sind. Da es eindeutige Beantwortungen dieser Fragen jedoch aufgrund der Thematik nicht geben kann, erzähle ich eine für Kinder leicht nachvollziehbare Geschichte.
Nachdem Sie sich durch die Lektüre meiner kurzen Anregungen und Impulse zu jeder einzelnen Geschichte im Anhang einen Überblick verschafft haben, sollten Sie gemeinsam mit Ihren Kindern das Buch aufschlagen und je nach aktueller Situation bzw. Fragestellung die dazugehörige Geschichte vorlesen.
Über das Gespräch mit den Kindern hinaus, wollen die Geschichten Mut machen, sich der heilenden Kraft zu stellen, die von Ritualen im Zusammenhang von Tod und Trauer ausgehen können.

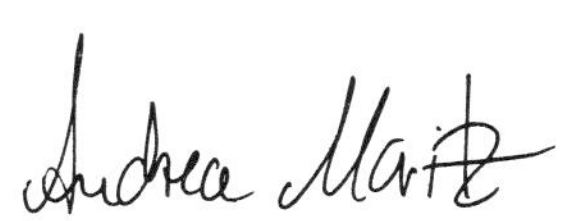

Kinderfragen und Geschichten zu Tod und Sterben

Vom Sterben und Beerdigtwerden

Kann der liebe Gott mir eine Leiter vom Himmel herablassen?

»Mama, warum läuten denn die Kirchenglocken so komisch?« Elisa schaut von ihren Rechenaufgaben hoch und legt ihren Füller zur Seite. Elisa wohnt in der Nähe der Kirche. Noch einmal läutet eine der drei Kirchenglocken kurz und hört dann gleich wieder auf. Auch ein drittes Mal geschieht das, bis kurz danach alle Glocken zu läuten beginnen. Elisa ist überrascht. Sie hat noch nie die Kirchenglocken um diese Zeit läuten gehört. Das Anschlagen von nur einer Kirchenglocke ist ihr völlig fremd. Die Mutter legt ihr Geschirrtuch aus der Hand und setzt sich zu ihrer Tochter an den Küchentisch.

»Die Kirchenglocken läuten so, weil jemand im Dorf gestorben ist, Elisa«, sagt jetzt die Mutter. »Es ist ein alter Brauch, die Glocken in einer bestimmten Form läuten zu lassen, wenn jemand stirbt. Wenn nur eine Glocke läutet, dann weiß jeder, der es hört, dass jemand aus unserer Gemeinde gestorben ist. Das ist das Läuten der Totenglocke, Elisa. Sie läutet immer dann, wenn im Pfarrhaus gemeldet wird, dass gerade jemand gestorben ist. Wenn sie schlägt, sagen die alten Leute im Ort auch: ›Es wird jemand weggeläutet.‹« »Wieso denn weggeläutet, Mama?«, fragt Elisa weiter. »Wenn jemand stirbt, dann ist er nicht mehr lebendig, er ist tot und geht weg aus dem Leben mit uns. Das Glockengeläut will sagen, wir nehmen Abschied von diesem einen Menschen. Hier bei uns in Lauterbach ist es sogar so, dass man am Glockengeläut hören kann, ob eine Frau, ein Mann oder ein Kind gestorben ist.«

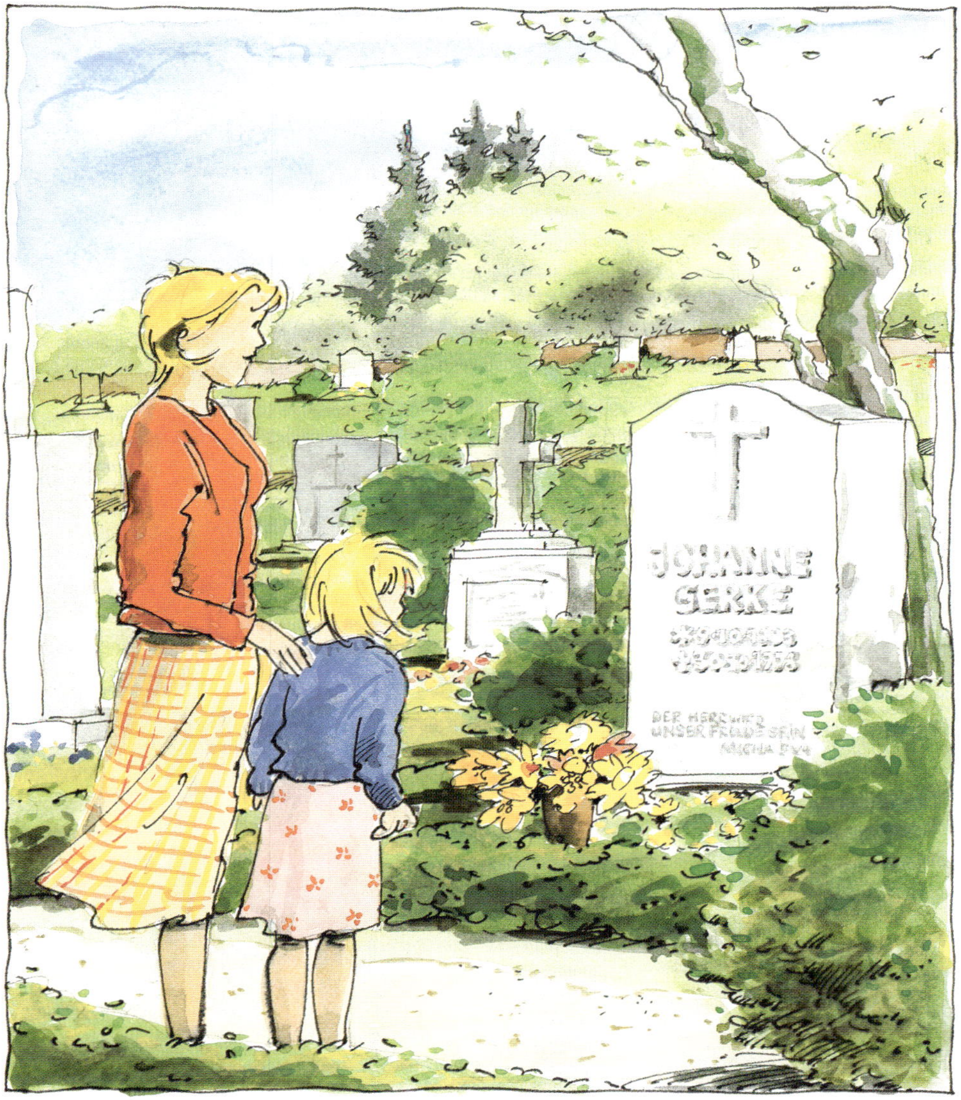

»Wie denn das?«, fragt Elisa ganz erstaunt ihre Mutter. »Du hast doch eben zuerst die Totenglocke gehört. Sie hat dreimal einzeln hintereinander geläutet. Wenn das so ist, dann läutet sie für eine verstorbene Frau. Wenn ein Mann stirbt, dann läutet sie zweimal und wenn ein Kind stirbt einmal. Das ist hier von alters her Brauch«, erzählt die Mutter weiter. »Dann ist also eben eine Frau aus Lauterbach gestorben, Mama«, sagt Elisa jetzt nachdenklich. »Das ist aber ganz traurig. Wer mag das wohl sein? Die Menschen, die sie lieb haben weinen jetzt bestimmt«, überlegt Elisa und schaut ihre Mutter an. »Was passiert denn jetzt mit der Frau, Mama, nachdem die Glocken aufgehört haben zu läuten?«

»Die Angehörigen rufen einen Beerdigungsunternehmer an«, sagt die Mutter. »Was ist das für einer, Mama?«, fragt Elisa. »Er fährt mit seinem Auto dorthin, wo ein Mensch gestorben ist, oft ins Krankenhaus, manchmal aber auch nach Hause. In seinem Auto hat er einen Sarg aus Holz. In diesen Sarg legt man den Toten hinein, nachdem man ihn noch einmal schön angezogen hat. Danach wird der Sarg zum Friedhof gebracht und in die Leichenhalle gestellt, das graue Gebäude zwischen den Kastanienbäumen«, erklärt die Mutter. »Wieso heißt das Haus denn Leichenhalle?«, fragt Elisa weiter. »Wenn jemand gestorben und tot ist, spricht man von einem Toten«, antwortet die Mutter. »Andere sagen, das ist eine Leiche. Daher kommt auch das Wort Leichenhalle. Dort liegt der Tote bis zu seiner Beerdigung. In der Zeit lässt die Friedhofsverwaltung ein Grab ausheben, das die Familie des Toten vorher gekauft hat. Pfarrer Kilian macht auch einen Besuch bei der Familie. Er tröstet sie und sie sprechen über die Beerdigung«, erzählt die Mutter weiter. »Muss eigentlich jeder Mensch in die dunkle Erde, wenn er gestorben ist?«, fragt Elisa nachdenklich. Die Mutter nickt: »Ja, Elisa.« »Du und ich auch, Mama?«, fragt Elisa ein wenig ängstlich. »Ja, alles, was stirbt, legen wir in die Erde zurück«, antwortet die Mutter.

»Ich würde lieber gleich in den Himmel kommen und nicht begraben werden«, sagt Elisa nachdenklich. »Kann der liebe Gott mir denn keine Leiter vom Himmel runterlassen? Wenn wir sterben, kommen wir doch in den Himmel. Das hat Olaf jedenfalls zu mir gesagt, als wir neulich bei ihm den toten Igel im Garten gefunden haben. Er hat gesagt, der liebe Gott wartet dort auf uns. Dann können wir doch nicht für immer und ewig in der dunklen, kalten Erde bleiben.« Die Mutter und Elisa schweigen einen Moment. Die Mutter überlegt. Nach einer Weile bohrt Elisa weiter: »Stimmt das, Mama, wartet der liebe Gott wirklich auf uns, wenn wir sterben?«

»Ich glaube daran, Elisa«, sagt die Mutter nun. »All das Schöne auf der Welt hat mit Gott zu tun. Die Blumen, die Bäume, die Tiere und die Menschen, das Meer, die Berge und Täler, die Sonne, der Mond und die Sterne, der Tag und die Nacht, das Leben und auch der Tod. Wir können Gott zwar nicht sehen, aber wir können ihn spüren. Manchmal ist er da, wie der Wind, der dir ins Gesicht bläst und die Luft, die immer um uns herum ist. Wenn er also immer da ist, warum sollte er dann nicht auch da sein, wenn wir sterben? Wie das aussieht und wo Gott wartet, das weiß niemand. Das wissen nur die Gestorbenen. Die können uns aber davon nichts erzählen. Jedenfalls legen wir die Toten immer in die Erde. Das ist ganz einfach so. Wenn du willst, können wir heute Nachmittag einmal auf den Friedhof gehen und uns ein paar Gräber anschauen. Du wirst sehen, dort ist es ganz friedlich. Auf den Gräbern blühen Blumen, die uns an das Leben erinnern, und die Grabsteine erinnern uns an die Menschen, die dort begraben sind. Darauf stehen ihre Namen, wann sie geboren und wann sie gestorben sind. Manchmal ist sogar ein Zeichen, wie z. B. ein Kreuz oder ein Vers aus der Bibel, darauf. Das erinnert uns daran, dass der liebe Gott auch bei den Toten sein will. Wir sagen, das Grab auf dem Friedhof ist der letzte Ruheplatz für einen Menschen. Wenn wir dort an ein Grab gehen, dann können wir immer wieder an all das Schöne denken, was wir mit ihm erlebt haben, denn das behalten wir in unseren Herzen.«

Als Elisa dann später mit ihrer Mutter auf dem Rückweg vom Friedhof noch einen Spaziergang draußen vor dem Ort an den Pferdekoppeln vorbei macht, denkt sie: »Wie gut, dass Mama und ich hier sind und wir so schöne Sachen zusammen machen können.«

Der plötzliche Tod eines großväterlichen Freundes

Warum muss alles sterben?

»Du, Mami«, fragt Christin, »dürfen wir einen Blumenstrauß pflücken und ihn dem alten Mann von gegenüber schenken? Er sitzt immer am Fenster und winkt uns so freundlich zu, wenn wir nach draußen zum Spielen gehen.« Christin und ihre kleine Schwester Katrin erkunden gerade den neuen Garten. Familie Krüger ist umgezogen, weil der Vater eine neue Arbeitsstelle angetreten hat. »Ihr macht ihm sicherlich eine Freude damit.«, sagt die Mutter, während sie ein paar leere Umzugskartons in der Garage stapelt. »Außerdem trifft sich das gut. Ich wollte mich sowieso bei unseren neuen Nachbarn vorstellen. Da können wir gleich den Blumenstrauß mitnehmen.«

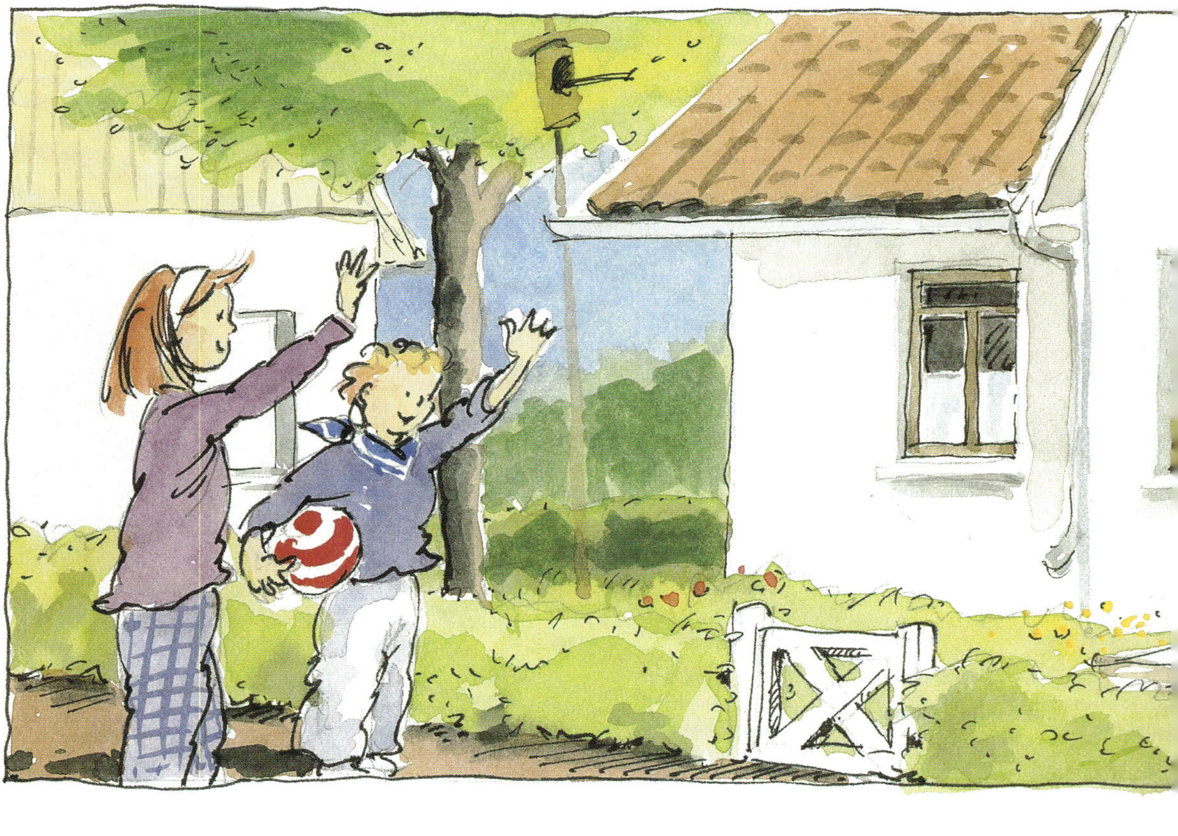

Am Nachmittag klingelt Frau Krüger mit Katrin und Christin an der Haustür. Frau Schneider, eine freundliche ältere Dame, öffnet die Tür. »Guten Tag«, sagt die Mutter. »Wir sind ihre neuen Nachbarn von gegenüber. Mein Name ist Krüger, und das sind Katrin und Christin.« »Der ist für dich und den Opa, der uns immer winkt«, sagt Christin und streckt Frau Schneider die Frühlingsblumen entgegen. »Das ist aber nett von euch. Darüber wird sich mein Mann sehr freuen«, sagt Frau Schneider freundlich und bittet die Gäste herein. »Wenn Sie möchten, koche ich uns eine Tasse Kaffee und ihr beiden Mädels bekommt von mir einen selbstgemachten Apfelsaft.«

In der guten Stube, sitzt Herr Schneider in einem Rollstuhl am Fenster. Der alte Mann hat durch eine Krankheit beide Beine verloren. Jetzt, wo er alt geworden ist, kann er mit seiner Beinprothese nicht mehr

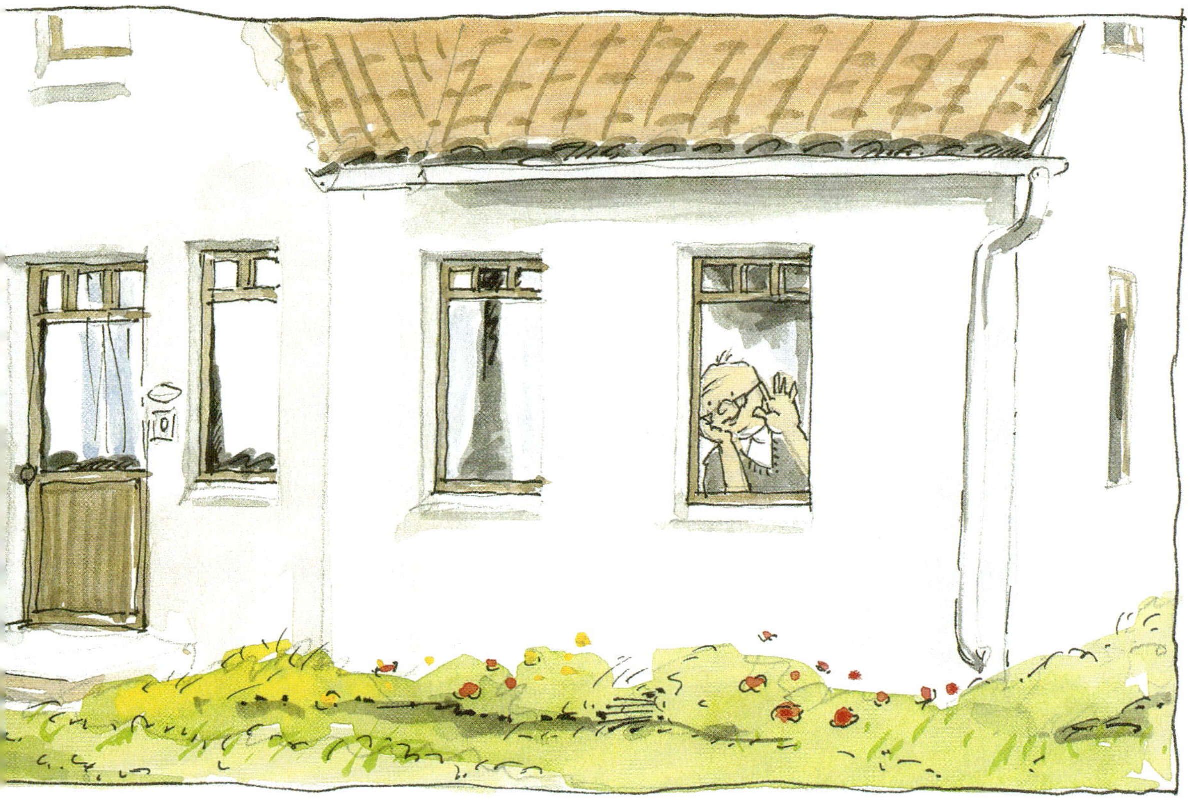

laufen. Deshalb schaut er die meiste Zeit von hier aus dem Fenster nach draußen auf die Straße. So bekommt er wenigstens etwas von dem Leben mit, was draußen in der Welt passiert. Als ihm die Kinder den Blumenstrauß überreichen, zieht ein Lächeln über sein Gesicht. »Die sind aus unserem Garten«, sagt Christin. »Katrin und ich haben sie extra für dich gepflückt, weil du uns immer zuwinkst.« »Damit macht ihr mir eine große Freude«, entgegnet Opa Schneider. »Ich kann ja, wie ihr seht, selbst nicht mehr in den Garten gehen. Deshalb ist es schön, wenn ihr die Blumen zu mir bringt.« »Katrin und Christin schauen den alten Mann mit großen Augen an. Einen alten Mann in einem Rollstuhl haben sie noch nie gesehen. Aber als Opa Schneider gleich davon erzählt, wie er früher die Blumen im Garten gepflegt und dort für die Vögel Nistkästen an den Bäumen aufgehängt hat, ist die erste Scheu überwunden. »Wisst ihr«, sagt er, »wenn ich euch dabei zusehe, wie ihr fröhlich aus der Haustür heraus in den Garten hüpft, dann freue ich mich, weil ich an früher denke, als ich noch laufen konnte.« »Und wir freuen uns«, sagt Christin, »dass wir schon gleich einen neuen Freund gefunden haben, der uns immer zuwinkt.«

Nach einer Weile verabschiedet sich Frau Krüger mit ihren beiden Kindern und geht wieder nach Hause zurück. Als sie über die Straße gehen, drehen sich Christin und Katrin noch einmal um und winken Opa Schneider zum Abschied zu.

Von nun an achten die beiden Mädchen darauf, wann Opa Schneider am Fenster in der guten Stube sitzt, damit sie ihm immer zuwinken können. Ab und zu besuchen sie ihn, krabbeln auf seinen Schoß und lassen sich Geschichten von ihm erzählen. Geschichten von früher lieben die beiden Mädchen besonders.

Aber eines Morgens ist etwas anders als sonst. Der Vorhang vom Fenster nebenan ist nicht zur Seite gezogen und auf der Fensterbank steht eine Orchidee.

»Mami«, fragt Christin besorgt, »warum sitzt Opa Schneider heute nicht am Fenster? Er winkt uns doch jeden Morgen zu, wenn du uns zur Schule und in den Kindergarten bringst.« »Ich weiß es nicht, Christin«, antwortet die Mutter nachdenklich. »Vielleicht will er heute einmal etwas länger schlafen.« »Aber diese Blume«, bohrt Christin weiter, »sie steht doch nie im Fenster.« »Wisst ihr was«, sagt die Mutter, »ich werde nachher einmal nach drüben gehen und mich nach Opa Schneider erkundigen.«

Als die Kinder am Mittag nach Hause kommen, schauen sie gleich zum Fenster herüber. Immer noch ist der Vorhang vorgezogen. Immer noch steht die Blume auf der Fensterbank und kein Opa Schneider ist da, der ihnen zuwinkt. Die Mutter macht ein ernstes Gesicht und die Kinder spüren sofort, dass etwas geschehen ist. »Kommt einmal her ihr beiden«, sagt die Mutter und setzt sich mit den Mädchen auf das Sofa. »Ich war heute Morgen drüben, um mich nach Opa Schneider zu erkundigen. Da hat mir Frau Schneider erzählt, dass ihr Mann letzte Nacht gestorben ist.«

»Das kann doch nicht sein!«, ruft Christin. »Er hat uns doch immer gewunken.« Und Katrin sagt erschrocken: »Opa Schneider soll nicht tot sein. Opa Schneider soll wieder am Fenster sitzen und winken.« Die beiden Mädchen fangen an zu weinen. Die Mutter legt ihre Arme um die Kinder und versucht, sie zu trösten. »Ich kann gut verstehen, dass ihr beiden traurig seid. Auch ich bin traurig. Wir alle hatten Opa Schneider sehr gern.« Schweigend sitzen sie da. Nach einer Weile fragt die kleine Katrin: »Winkt uns Opa Schneider jetzt nie mehr zu?« Die Mutter nickt und drückt die Kleine an sich. Wieder fängt sie an zu weinen. Behutsam hält die Mutter sie in ihren Armen. Da fragt Christin ihre Mutter: »Warum musste Opa Schneider denn sterben, Mami?« »Das ist gar nicht so leicht zu beantworten, mein Kind«, antwortet die Mutter. »Das Herz von Opa Schneider hat aufgehört zu schlagen. Es war alt und schwach geworden. Seine Lebenszeit war zu Ende. Sicher hätten wir ihn alle gerne noch bei uns gehabt, aber wenn man so alt ist, wie Opa Schneider es war, dann rückt die Zeit zum Sterben eben immer näher.« Christin überlegt eine Weile. Dann fragt sie die Mutter: »Wirst du auch einmal so alt, Mami, wie Opa Schneider?« »Das weiß ich nicht mein Kind«, antwortet die Mutter. »Kein Mensch kann bestimmen, wie lange er lebt. Du musst wissen, alles, was lebendig ist wird älter, nur eben verschieden alt. Du bist heute acht Jahre alt. Du bist noch jung, aber jeden Tag wirst du größer, und eines Tages wirst du erwachsen sein, so wie Mami und Papi. Genauso wie du wächst und älter wirst, ist das auch mit den Blumen, den Bäumen und Tieren. Alles was auf unserer Erde lebendig ist, wird älter und muss einmal sterben.«

»Warum muss denn alles sterben, Mami?«, fragt Christin weiter. »Es wäre doch schön, wir könnten für immer hier leben!« Die Mutter überlegt einen Moment. Dann sagt sie: »Es ist gar nicht einfach, dir darauf eine Antwort zu geben. Die Welt, in der wir leben, ist eben so eingerichtet. Du hast doch schon einmal mit mir im Garten Blumensamen ausgesät.« Christin nickt und sagt: »Ja, die Wicken am Gartenzaun und die Sonnenblumenkerne, die du mit mir in die kleinen Töpfe gepflanzt hast.« »Dann weißt du auch«, erklärt die Mutter weiter, »dass aus dem Samen und den Kernen die schönsten Blumen geworden sind.«

Wieder nickt Christin. »Kannst du dich auch noch erinnern, was mit den Blumen geschah?«, fragt die Mutter ihre Tochter. Einen Augenblick überlegt Christin. Dann sagt sie: »Als die Blumen verblüht waren, haben wir ihren Samen gesammelt und in eine Dose gelegt. Die verblühten Blumen hast du dann abgeschnitten und auf den Kompost in den Garten gebracht. Du hast zu mir gesagt: »Daraus wird wieder neue Erde, die wir auf das Blumenbeet ausstreuen können. Wenn dann der Frühling kommt, darfst du wieder neue Blumen säen.« »Das hast du aber gut behalten, mein Kind«, fährt die Mutter jetzt fort. »Damit wir immer neue Blumen

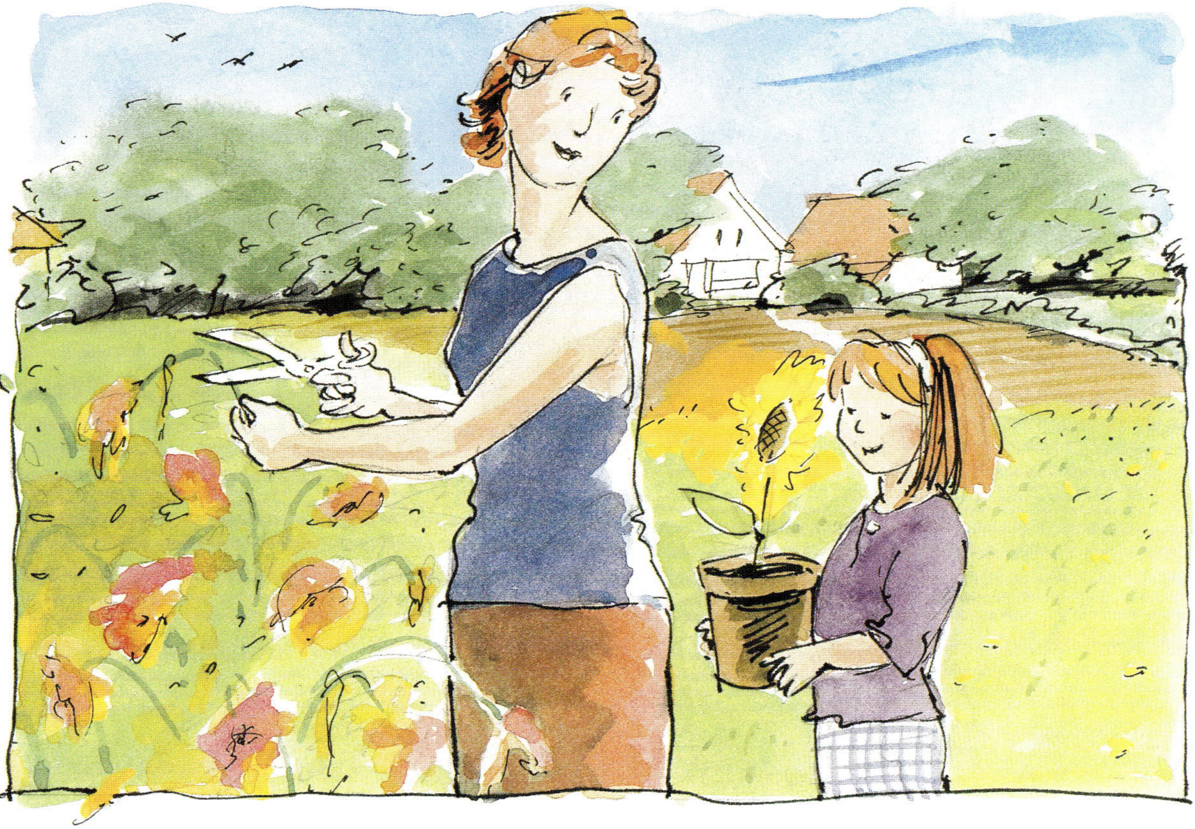

im Garten haben, müssen die alten sterben. Aus ihrem Samen entstehen dann wieder neue Blumen. Das Samenkorn wird in die dunkle Erde gelegt. Dort verwandelt es sich zu einer neuen Pflanze. So ähnlich ist das auch mit den Tieren und Menschen. Ich war, als ich zur Welt kam, genauso ein kleines Baby wie du und deine Schwester Katrin. Du kennst ja die alten Kinderbilder aus dem Fotoalbum. Jetzt bin ich eure Mutter und ihr seid meine Kinder. Ich werde älter, und ihr werdet größer. Vielleicht werdet ihr dann irgendwann auch einmal Kinder haben. So wie die Blumen alt werden und absterben, so geschieht das mit allem, was lebendig ist.«

»Mami«, fragt Christin nun leise, »wird Opa Schneider auch in die Erde gelegt wie die Blumen?« Die Mutter nickt und sagt: »Ja, am Mittwoch wird Opa Schneider beerdigt. Wenn ihr möchtet, dürft ihr mit mir und Papi zur Beerdigung gehen.«

Das Kennenlernen eines christlichen Begräbnisses

Wohin gehen die Toten?

Da sitzen sie nun, Christin und Katrin zwischen Vater und Mutter auf der Bank in der Friedhofskapelle. Die Eltern halten die Kinder an der Hand. Die Familie, Freunde und die Nachbarn von Frau Schneider sind gekommen, um den letzten Weg von Opa Schneider zu seinem Grab mitzugehen. Sie wollen sich von ihm verabschieden und die traurige Frau Schneider trösten. Vorne steht der Sarg, in dem Opa Schneider liegt, mit Blumen geschmückt auf einem fahrbaren Wagen. Drum herum liegen Blumenkränze mit langen Schleifen. Auf ihnen stehen letzte Grüße für Opa Schneider von Menschen, die ihn sehr lieb hatten. Neben dem Sarg brennen auf zwei großen Ständern Kerzen. In der Kapelle ist es ganz still. Durch die bunten Fenster fallen Sonnenstrahlen herein. Nur ab und zu hört man, wie sich jemand die Nase vom Weinen schnaubt. Christin hat einen Kloß im Hals und hält die Hand ihrer Mutter ganz fest. Die andere Hand umfasst einen Blumenstrauß, den sie im Garten gepflückt hat. Auch die kleine Katrin hält einen in der Hand. Damit wollen sie ihrem alten Freund Auf Wiedersehen sagen.

Nach einer Weile kommt Pfarrer Kilian zur Seitentür herein. Anders als im Kindergottesdienst hat er heute seinen schwarzen Talar an. Er bleibt vor dem Sarg von Opa Schneider stehen und faltet still die Hände, um leise zu beten. Dann geht er zu Frau Schneider und schüttelt ihr tröstend die Hand und setzt sich neben sie, während Frau Wiegand, die Organistin, eine traurige Melodie auf der Orgel zu spielen beginnt.

Nachdem das Lied verklungen ist, geht Pfarrer Kilian nach vorne und beginnt Texte aus der Bibel zu lesen. Einen davon kennt Christin aus dem Kindergottesdienst. Er handelt von Gott, der wie ein guter Hirte zu uns ist, der uns nie im Stich lässt und die Menschen tröstet, wenn sie besonders traurig sind. Dann erzählt er noch eine Menge von Opa Schneider. Manches davon hatte Christin gar nicht gewusst, z.B. dass Opa Schneider früher in Ostpreußen gelebt hatte und nach dem Krieg nicht mehr in seine Heimat zurückkonnte. Und wie er seine Frau auf einem Frühlingsfest beim Tanzen kennen gelernt hatte. Er erzählt auch von Opa Schneiders Freude an seinem Garten und wie traurig er war, als er seine beiden Beine verloren hat. Und wie gut es war, dass seine Frau sich immer um ihn gekümmert hat.

Dann spricht Pfarrer Kilian noch vom Sterben. Er sagt: »Wenn jemand stirbt, den wir lieb haben, sind wir traurig. Wir müssen weinen. Oft stirbt jemand ganz plötzlich wie Herr Schneider. Dann bekommen wir einen Schreck. Es ist so, wie eine abgepflückte Blume, die in der Vase gerade noch schön geblüht hat und plötzlich verwelkt ist. Oder es ist so wie ein Blatt am Baum, das durch einen Windstoß weggerissen wird und zur Erde fällt. Wenn wir das spüren, ist es gut zu wissen, dass Gott immer da ist, unser ganzes Leben lang und noch länger. Er ist da, wenn wir geboren werden. Wenn wir sterben müssen und tot sind, dann ist er auch noch da.« Christin und Katrin kullern ein paar Tränen die Backen herunter. Ihre Mutter nimmt ein Taschentuch, wischt die Tränen ab und streichelt ihren beiden Mädchen sacht über die Wangen. Da hört Christin Pfarrer Kilian sagen: »Gott will uns heute trösten wie eine Mutter, die ihre Kinder in den Arm nimmt und ihre Tränen abwischt.« Christin holt tief Luft und flüstert der kleinen Katrin leise zu: »Wie gut, dass Gott so lieb zu uns ist, wie unsere Mami.«

Nun stehen alle Leute auf, um hinter dem Sarg zum Grab auf dem Friedhof zu gehen. Doch vorher stellt sich Pfarrer Kilian noch einmal vor den Sarg von Opa Schneider und sagt: »Gott segne unseren Ausgang und Eingang bis in Ewigkeit.« Christin versteht das nicht. Deshalb zupft sie ihre Mutter am Ärmel und fragt: »Was ist denn damit gemeint, Mami?« »Wenn wir sterben, gehen wir fort aus dieser Welt, so wie wir nachher durch das Tor des Friedhofes hinausgehen. Wir glauben aber, dass hinter diesem Lebenstor für alle Zeit Gott auf uns wartet und uns wie ein guter Freund oder eine Freundin an die Hand nimmt«, flüstert die Mutter Christin zu.

Als jetzt alle Leute langsam nach draußen gehen, spielt Frau Wiegand wieder ein Lied. Der Sarg von Opa Schneider wird langsam nach draußen gerollt. Sechs Männer, drei an jeder Seite, begleiten ihn. Es sind Männer aus der Nachbarschaft, die für Herrn Schneider einen letzten Freundschaftsdienst tun. Auch der Vater von Christin und Katrin ist dabei. Hinter dem Sarg geht Pfarrer Kilian. Dann kommt Frau Schneider mit ihrer Familie, die Verwandten und Freunde. Draußen auf dem Friedhof ist ein Grab ausgehoben. Dort hinein lassen der Vater und die

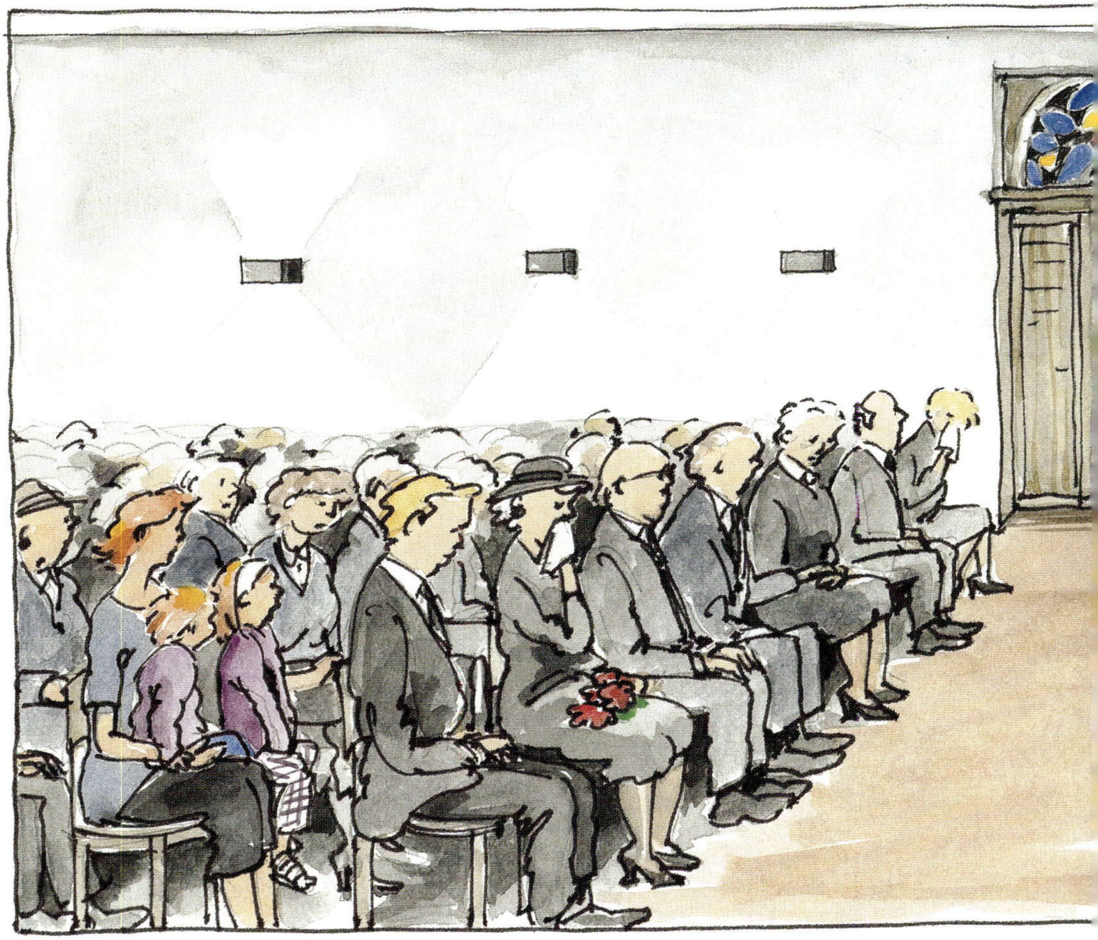

anderen Männer den Sarg mit drei Seilen langsam hinuntergleiten, ganz tief in die Erde. Pfarrer Kilian betet noch einmal und sagt, dass alles, was lebendig ist, wieder zu Erde wird. Dabei nimmt er eine Schaufel in die Hand und wirft dreimal Erde hinunter ins Grab. Das tun auch die anderen Leute, während sie sich jetzt ein letztes Mal von Opa Schneider verabschieden. Manche werfen auch Blumen dazu hinunter. Frau Schneider weint, als Christin mit Mutter und Katrin ans Grab treten. Wie die anderen wirft Christin Erde und ihren Blumenstrauß hinunter. Dabei flüstert sie leise: »Winke uns einfach vom Himmel zu, wenn wir nach draußen laufen. Der hat bestimmt auch ein Fenster.« Die Mutter nimmt Frau Schneider in den Arm und drückt sie ganz fest.

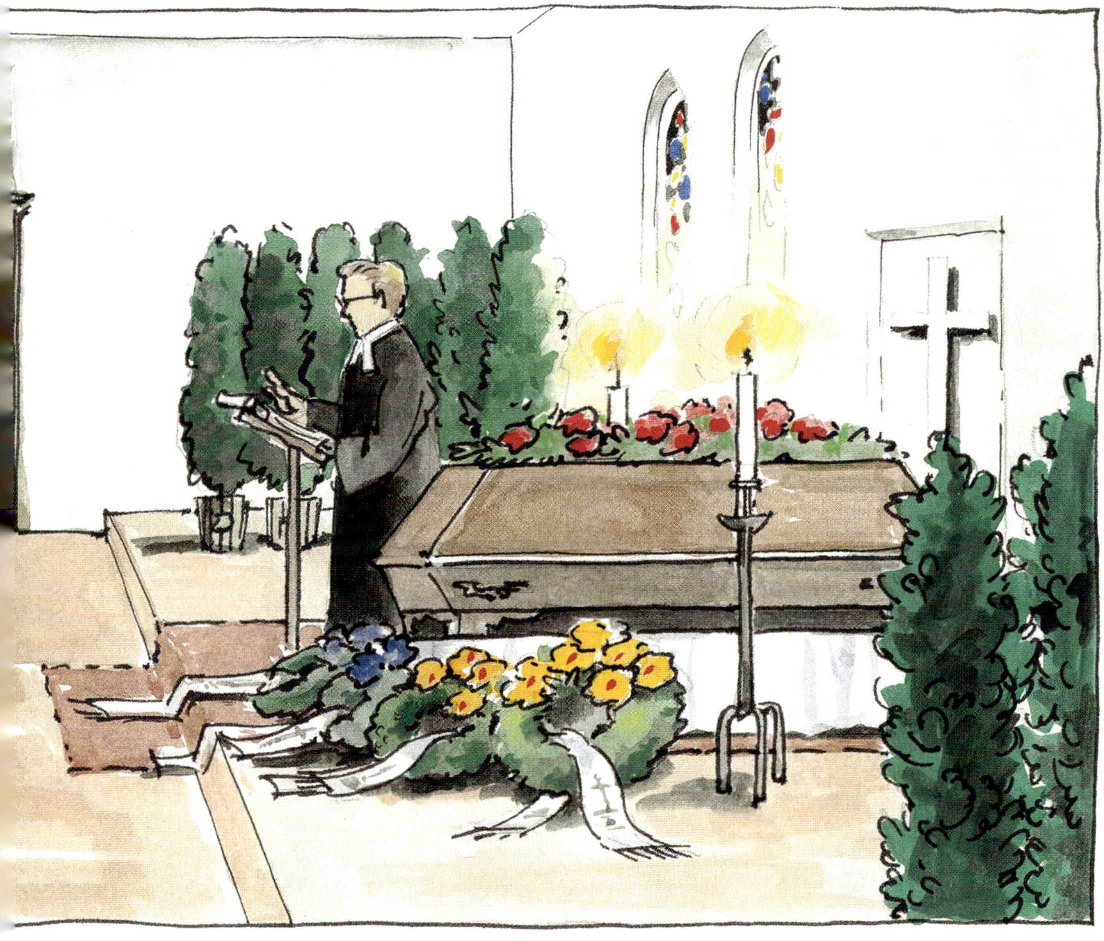

Nachdem sich alle verabschiedet haben, gehen die Menschen langsam zurück. Manche bleiben noch an Gräbern von lieben Verwandten stehen und sprechen ein stilles Gebet. Christin und Katrin gehen an den Händen von Mutter und Vater langsam durch das große Friedhofstor nach Hause. Christin spürt den warmen und festen Händedruck der Eltern und denkt: »Wie gut, dass Mami und Papi da sind.«

Als sie zu Hause angekommen sind, kuscheln sich die beiden Kinder auf dem Sofa in den Schoß ihrer Mutter. Nach einer Weile fragt die kleine Katrin: »Du, Mami, bekommt Opa Schneider, wenn er da unten in der dunklen Erde schläft, überhaupt Luft?« »Opa Schneider schläft nicht« antwortet die Mutter behutsam der Kleinen. »Wenn man gestorben ist, braucht man keine Luft mehr zum Atmen. Dann ist alles ganz still in unserem Körper. Erinnerst du dich noch an die Amsel, die neulich an unser Fenster geflogen und tot zur Erde gefallen ist?« Katrin nickt während die Mutter weiter spricht: »Sie hat auch nicht mehr geatmet, als wir sie im Garten beerdigt haben.«

»Wohin gehen eigentlich die Toten, Mami?«, fragt jetzt Christin. »Wir wissen das nicht genau«, entgegnet die Mutter nachdenklich. »Nur diejenigen, die schon tot sind wissen es wirklich. Ich glaube, die Toten gehen weit weg von uns, wie in ein unsichtbares Land, wo Gott auf sie wartet. Manche Menschen machen sich Bilder davon. So bekommen sie ein Gefühl dafür, wie es dort sein könnte.«

»Ich habe Martin heute Morgen in der Schule schon danach gefragt«, sagt Christin jetzt. »Er meinte, dass man sich nach dem Tod erst einmal ausruhen müsse. Dann käme die große Hand Gottes und würde einen in den Himmel tragen. Vielleicht ist da ja auch ein Fenster, von dem aus Opa Schneider uns zuwinken kann, auch wenn wir es nicht sehen. Das habe ich ihm jedenfalls auf dem Friedhof zugeflüstert.« Die Mutter nickt. »Das sind schöne Bilder. Auf jeden Fall glauben wir Christen, dass Gott uns auch nach unserem Tod nicht alleine lässt.«

Der Tod einer kleinen Elster

Kommen Tiere auch in den Himmel?

»Schau doch nur, Mama!«, ruft Jonas seiner Mutter zu, als sie in den Garten kommt. »Oben in der Tanne baut ein wunderschöner Vogel sein Nest. Seine Federn leuchten in der Sonne grünblau.« Gerade landet das schwarz-weiß gefiederte Tier mit einem Ast im Schnabel auf der großen Blautanne. »Das ist eine Elster, Jonas«, erklärt die Mutter dem Jungen. »Wird die auch Eier in das Nest legen?«, fragt Jonas seine Mutter. »Ich denke schon«, antwortet diese, »Jetzt, wo wir den Nistplatz kennen, können wir ja in der nächsten Zeit auf die Vögel achten.«

Von diesem Tag an beobachtet Jonas haargenau, was das Elsternpaar macht. Von seinem Zimmerfenster aus kann er auf die Spitze der Tanne sehen. Auch David, sein großer Bruder, interessiert sich für die schwarz-weißen Gäste im Garten. Das Elsternpaar ist schon etwas Besonderes für die ganze Familie. Nach Tagen, die Jonas und David wie eine halbe Ewigkeit vorkommen, ist es endlich so weit. Das Vogelpaar fliegt nun eifrig umher, um Futter für die geschlüpften Jungen zu suchen und herbeizubringen. Immer wieder sperren die Vögel hungrig ihre Schnäbel auf. Jonas und David stehen ständig am Kinderzimmerfenster, um herauszufinden, wieviel Jungvögel im Nest sind, bis sie schließlich entdecken, dass drei kleine Elstern im Nest sitzen.

Die Vögel wachsen heran. Noch immer wird es nicht langweilig für die Kinder, wenigstens einmal am Tag nach dem Nest zu schauen. »Jetzt sind sie bald groß genug, um das Nest zu verlassen«, meint die Mutter irgendwann zu ihren Kindern.

Doch noch in jener Nacht geschieht etwas, was die beiden Jungen so schnell nicht vergessen sollen. Ein Sommergewitter mit Sturm und Hagel war am Himmel heraufgezogen. Der Sturm rüttelt am Dach und fegt durch die Bäume, dass diese sich nur so biegen. Die Kinder werden von Blitz, Donner und Hagel wach und kriechen zu ihren Eltern ins Bett. »Hoffentlich ist den Elstern nichts passiert«, murmelt Jonas, bevor er in Mutters Arm einschläft.

Am anderen Morgen läuft er sofort ans Kinderzimmerfenster. Als er zum Nest schaut, durchzuckt ihn ein Schreck. Es sind nur noch zwei Jungvögel im Nest. Einer fehlt. »Mama, Mama«, ruft er aufgeregt und rennt zu seiner Mutter in die Küche, »die Elstern, eine muss heute Nacht aus dem Nest gefallen sein. Es sind nur noch zwei darin zu sehen. Wir müssen sie suchen!« »Die Alten werden ihn schon bestimmt suchen«, antwortet die Mutter. »Wenn sie ihn finden, füttern sie ihn am Boden, bis er fliegen kann.« »Und wenn er verletzt ist, Mama?«, entgegnet David, der gerade zur Küchentür hereinkam. »Dann müssen wir ihn zum Tierarzt bringen«, ruft Jonas aufgeregt, und schon laufen die beiden Jungen in den Garten. Die Mutter geht hinter ihren Kindern her. Auch ihr lässt der kleine Vogel keine Ruhe. Da kommen David und Jonas auch schon angerannt. »Mama, komm schnell. Wir haben das Junge gefunden. Er liegt unter dem Wachholderstrauch. Es lebt noch!«, ruft Jonas aufgeregt seiner Mutter zu und zieht sie an der Hand hinter sich her. Als seine Mutter den Vogel sieht, weiß sie sofort, dass ihm nicht mehr zu helfen ist. Die junge Elster liegt auf der Seite.

Ihr Atem geht schnell. Ein paar Fliegen sitzen schon auf dem purpur schimmernden Gefieder. »Er wird bald sterben«, denkt sie bei sich, nimmt den kleinen Vogel behutsam in ihre Hand und trägt ihn zurück zum Haus, wo sie ihn in einen kleinen Korb setzt, den die Kinder schnell mit Gras und Moos ausgepolstert haben. Nun sitzen sie da und überlegen, was sie denn tun können. Die Mutter benetzt den Schnabel des Tieres mit Wasser und sagt: »Ich glaube kaum, dass wir ihm helfen können. Es scheint mir, als sei er durch den tiefen Fall von der Tannenspitze ziemlich verletzt.« Jonas schießen Tränen in die Augen. »Mama, er wird doch nicht etwa sterben?«, flüstert er. »Können wir ihn nicht

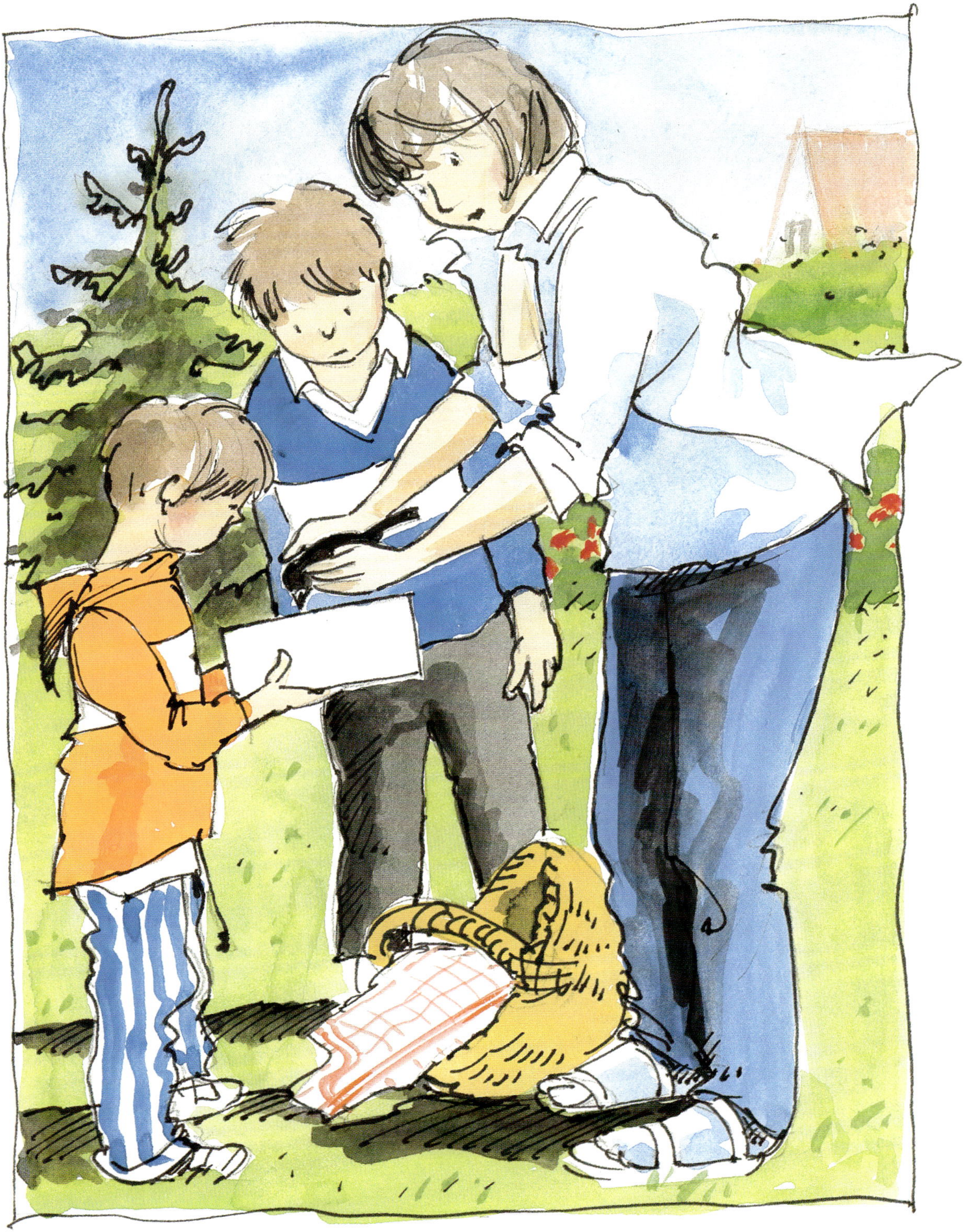

füttern?«, fragt jetzt David. »Er ist schon zu schwach«, entgegnet da die Mutter. »Ich glaube, er kann seinen Schnabel gar nicht mehr öffnen.«

Kaum hat die Mutter das gesagt, hört die kleine Elster auch schon auf zu atmen. Sie ist gestorben. Ihre Augen schauen leer nach oben. »Sie ist tot!«, heult Jonas los. »Dieses blöde Gewitter! Warum hat der Sturm sie aus dem Nest geworfen?« Die Mutter nimmt Jonas in den Arm. Fest drückt sie den weinenden Jungen an sich. Auch David kullern Tränen die Wangen herunter. »Es hätte nur noch ein paar Tage gedauert, dann hätte sie fliegen können«, sagt er traurig. Die Mutter nimmt ihn bei der Hand und streichelt ihm sacht über den Kopf. »Ja, das stimmt«, sagt sie. »Aber jetzt hat die kleine Elster wenigstens keine Schmerzen mehr. Kommt, ihr beiden, wir wollen die Elster im Garten begraben.«

Zu dritt gehen sie hinunter zu den Johannesbeerbüschen. Dort hebt die Mutter mit dem Spaten ein Loch aus. Sie legen den kleinen Vogel in einen Schuhkarton, stellen diesen in das ausgehobene Loch und schaufeln wieder Erde darauf. Als sie einen Moment so schweigend dastehen, fragt Jonas leise: »Du, Mama, kommen Tiere eigentlich auch in den Himmel?« »Du meinst zu Gott?«, fragt die Mutter zurück. Jonas nickt. »Ich glaube schon«, sagt da die Mutter. »Gott hat alles so wunderbar gemacht. Die Pflanzen, die Tiere, die Menschen, überhaupt alles, was lebendig ist. Wenn wir glauben, dass er immer bei uns ist, auch wenn wir sterben, warum sollte er dann nicht auch bei den Tieren sein. Er beschützt ganz bestimmt auch die kleine Elster, nachdem sie jetzt gestorben ist.« Jonas holt tief Luft. Dann fragt er nach einer Weile David: »Es fehlt noch ein Kreuz für das Grab. Hilfst du mir eins bauen?« David nickt.

Nachdem sie dann aus zwei Ästen und einem Stück Kordel ein Kreuz gebaut und ein paar Blumen auf den kleinen Erdhügel gelegt haben, gehen sie mit der Mutter zurück ins Haus.

Vom Umgang mit der Trauer

Ist Juliane jetzt ein Engel mit Flügeln?

»Jan, wo bist du?« Nina ruft nach ihrem kleinen Bruder. Der sitzt wieder einmal in Julianes Zimmer auf dem Boden und hält Kosi, ihren Teddy, im Arm. Juliane hatte Jan Kosi anvertraut, kurz bevor sie gestorben war. »Pass gut auf meinen Kosi auf!«, hatte sie gesagt. »Den kann ich nicht mit auf meine Reise nehmen. Der soll von heute an dein Beschützer sein. Du musst wissen, Kosi kannst du alles sagen.«

Nina geht nicht gerne in Julianes Zimmer. Da erinnert sie alles an die große Schwester. Das Bett, die Bilder, die Juliane gemalt hatte, der Ranzen, der noch immer am Schreibtisch steht und ganz besonders die Spieluhr auf dem Nachttisch mit dem kleinen tanzenden Engel, der sich dreht, wenn man die Spieluhr aufzieht. Juliane hatte kurz vor ihrem Tod Nina die geliebte Spieluhr geschenkt. Aber nachdem Juliane gestorben ist, hat Nina die Spieluhr auf den Nachttisch zurückgestellt. Sie muss immer weinen, wenn sie die Spieluhr ansieht.

Juliane ist vor einem halben Jahr gestorben. Zuerst hatten sie ihr eine Niere herausoperiert. Alle glaubten, dass Juliane es schaffen würde. Aber nach einem Jahr hatte sich der Krebs doch in ihrem Körper ausgebreitet.

Wenn Nina an Juliane denkt, kommen ihr jedes Mal die Tränen. Warum hatte gerade ihre Schwester an dieser schrecklichen Krankheit sterben müssen? Warum die große, starke Juliane? Nina steht vor Julianes Zimmertür. »Ausgerechnet jetzt, wo Mama nicht da ist hat er sich wieder in Julianes Zimmer verkrochen«, denkt Nina. Was bleibt ihr anderes übrig, als Jan zu holen? Schließlich hat sie Mutter versprochen, Jan heute Mittag zum Kinderturnen zu bringen. Also öffnet sie die Tür. Da sitzt Jan, wie sooft, auf dem Boden vor Julianes Bett und spricht mit Kosi. Für Jan ist das alles ganz anders. Wenn er sich nach seiner großen Schwester sehnt, wenn er sich wünscht, sie könnte noch einmal mit ihm auf dem

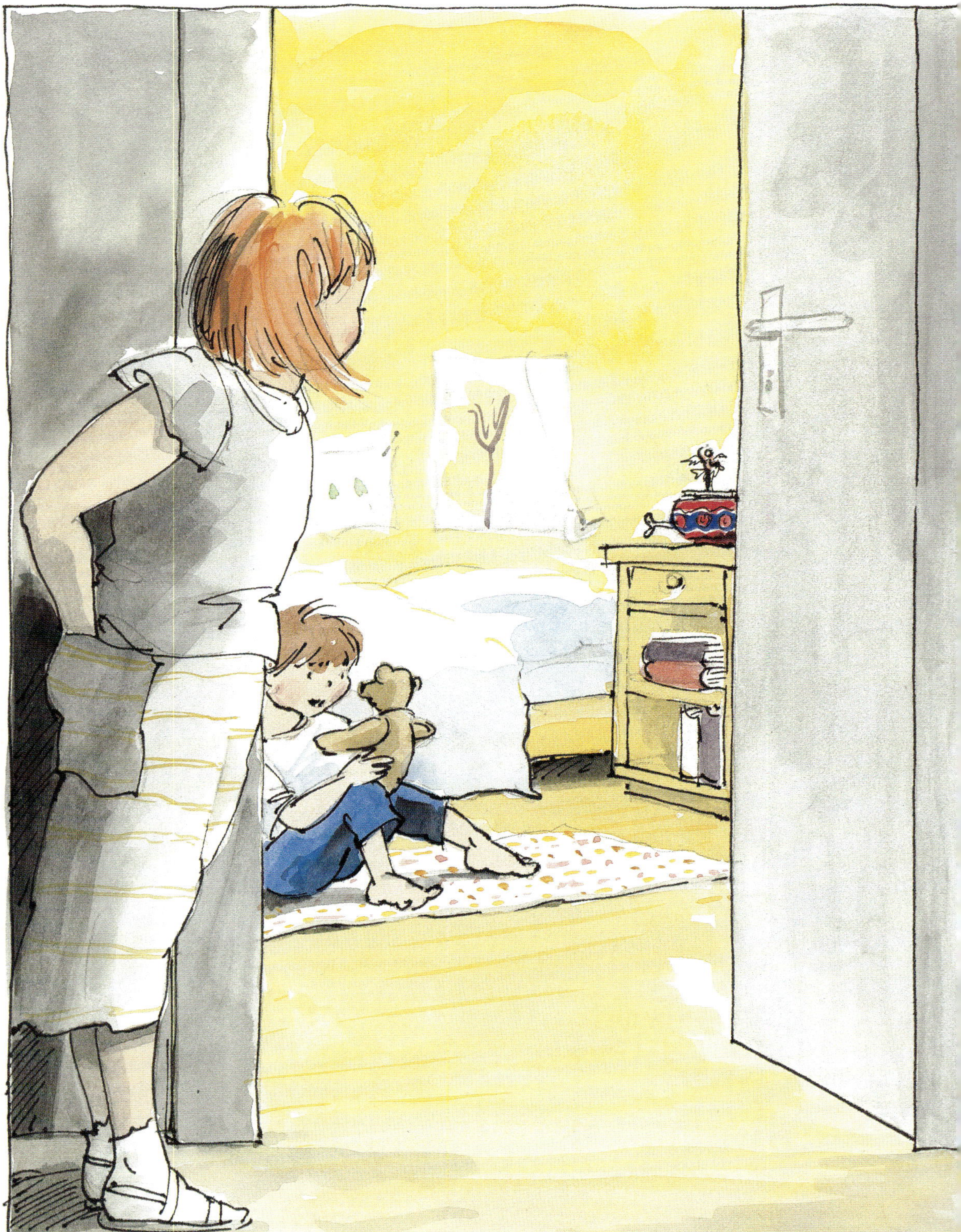

Fußboden kämpfen und ihn dabei gewinnen lassen; wenn er sich noch einmal an ihre klare, helle Stimme erinnern möchte, dann schleicht er leise in Julianes Zimmer und setzt sich dort auf den Fußboden. Kosi, Julianes alten Schlafbären, auf den er ja jetzt aufpassen muss, nimmt er dann mit. Hier auf dem Fußboden kann er sie am besten spüren und sein trauriges Herz wird ruhiger.

Als Nina in der Tür steht, dreht sich Jan zu ihr um. »Jan«, sagt Nina, »es ist Zeit, um zum Kinderturnen zu gehen.« »Ich will nicht!«, entgegnet er. »Ich denke gerade an Juliane. Ich überlege, wo Juliane jetzt wohl sein könnte.«

Nina steht noch immer ein wenig zögernd in der Tür. »Oma hat gesagt, dass Juliane jetzt ein Engel mit Flügeln ist. Meinst du, das stimmt, Nina?« Nina zuckt mit den Schultern. »Ich weiß nicht, Jan«, meint sie dann. »Oma hat gesagt, alle Kinder, die sterben müssen werden zu

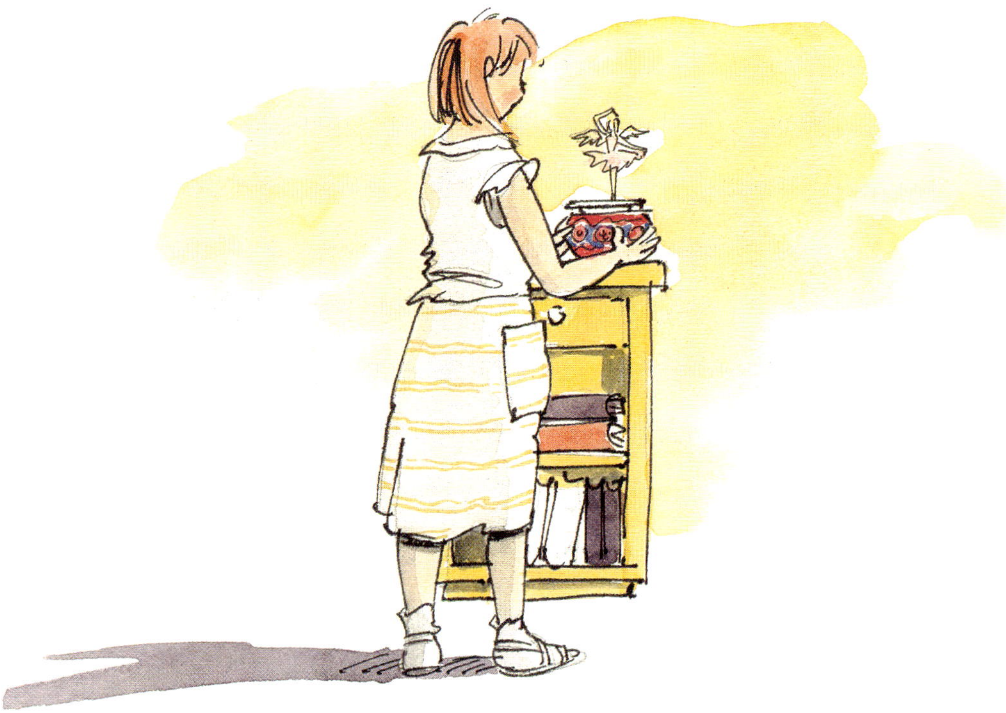

Engeln mit Flügeln«, sagt Jan wieder. Nina denkt nach. Was soll sie ihrem kleinen Bruder nur sagen. Juliane ist doch tot und sie liegt auf dem Friedhof neben der Kirche begraben, so wie alle Menschen, die sterben. Aber was aus den Toten wird, das weiß sie selbst nicht. Sicher, so wie die Blätter im Herbst von den Bäumen fallen und aus ihnen wieder Erde wird, so ist das wohl mit allem Lebendigen, das stirbt. Irgendwann wird dort in ihrem Grab nur noch Erde sein. Aber soll das alles sein, was von ihrer großen Schwester übrig bleibt? Nina erinnert sich an die letzten Wochen vor Julianes Tod.

Julianes letzter Wunsch war, noch einmal zum Ballett gehen zu dürfen. Das hatte sie für ihr Leben gern gemacht. Diesen Wunsch hatten ihr die Ärzte, Mutter und Frau Köster die Ballettlehrerin erfüllt. Sie durfte ein letztes Mal bei der Märchenaufführung von Dornröschen mittanzen. Juliane war überglücklich. Mutter hatte gelächelt und zu ihr gesagt: »Juliane, du hast ausgesehen wie ein tanzender Engel in einer anderen Welt.«

Während Nina daran zurückdenkt, fällt ihr Blick auf die Engelsfigur von Julianes Spieluhr. »Wie in einer anderen Welt«, schießt es ihr durch den Kopf. »Juliane war wie ein Engel in eine andere Welt getanzt.« Plötzlich weiß sie, was sie Jan auf seine Frage antworten wird: »Ob Juliane ein Engel mit Flügeln ist, das können wir nicht wissen, Jonas«, sagt sie zu ihrem kleinen Bruder. »Niemand, der noch lebt, weiß genau, was nach dem Tod kommt. Es ist dort eben wie in einer anderen Welt, die wir noch nicht kennen. Vielleicht gibt es dort ja auch Engel mit Flügeln. Das würde bestimmt gut zu Juliane passen.« Jan nickt. Erst jetzt betritt Nina das Zimmer. Langsam geht sie zu Julianes Nachttisch und nimmt die Spieluhr ihrer Schwester in die Hand. Juliane als tanzenden Engel in der anderen Welt, so kann sie ihre Schwester in ihrem Herzen behalten. Dann zieht sie Jonas mit der anderen Hand vom Boden hoch und bringt ihren kleinen Bruder zum Kinderturnen.

Das Abschiednehmen

Darf ich Oma noch einmal sehen?

Nico spürt, dass etwas Außergewöhnliches passiert ist. Diesmal nämlich ist alles anders als sonst, wenn seine geliebte Oma Gerdi zu Besuch kommt. Ganz blass und mit tiefen dunklen Rändern unter den Augen ist sie gestern aus Papas Auto gestiegen. Schwer hat sie sich auf Papas Arm gestützt, als er sie ins Haus geleitete. Sie hat ausgesehen, als könne sie jeden Moment zusammenbrechen. Sie ist so dünn geworden, seitdem er sie das letzte Mal gesehen hat.

Die ganze Zeit kreisen Nico die Gedanken im Kopf herum: »Was ist bloß mit meiner fröhlichen Oma Gerdi passiert?« Sonst ist sie immer mit dem Zug gekommen. Gleich, wenn sie angekommen ist, haben sie gemeinsam überlegt, was sie denn alles Schönes miteinander unternehmen könnten. Doch gestern hat Mama gesagt: »Du, Nico, Papa holt heute Oma Gerdi zu uns. Sie ist krank und kann nicht alleine in ihrer Wohnung sein. Deshalb kann sie auch nicht wie sonst Unternehmungen mit dir machen.«

Nico spürt noch immer den Schreck in seiner Magengrube sitzen. Papa und Mama machen ernste Gesichter. Und Oma Gerdi? Die hat ihn lieb an sich gedrückt und wie immer gelächelt. »Deine Oma Gerdi ist ein wenig krank«, hört er sie dabei sagen, und er spürt immer noch, wie zittrig die Oma war.

Während Nico sitzt und grübelt, öffnet sich die Kinderzimmertür und die Mutter kommt herein. Sie setzt sich zu ihm auf das Bett. »Du, Mama, bleibt Oma solange bei uns, bis sie wieder gesund ist?«, fragt Nico zaghaft seine Mutter. Er merkt, wie angespannt seine Mutter ist. Denn sie antwortet nicht sofort. Stattdessen spürt er die warme Hand der Mutter, die sich über seine Kinderhand schiebt. Sanft zieht die Mutter ihn zu sich auf ihren Schoß. Dann sagt sie: »Du, Nico, Oma Gerdi hat

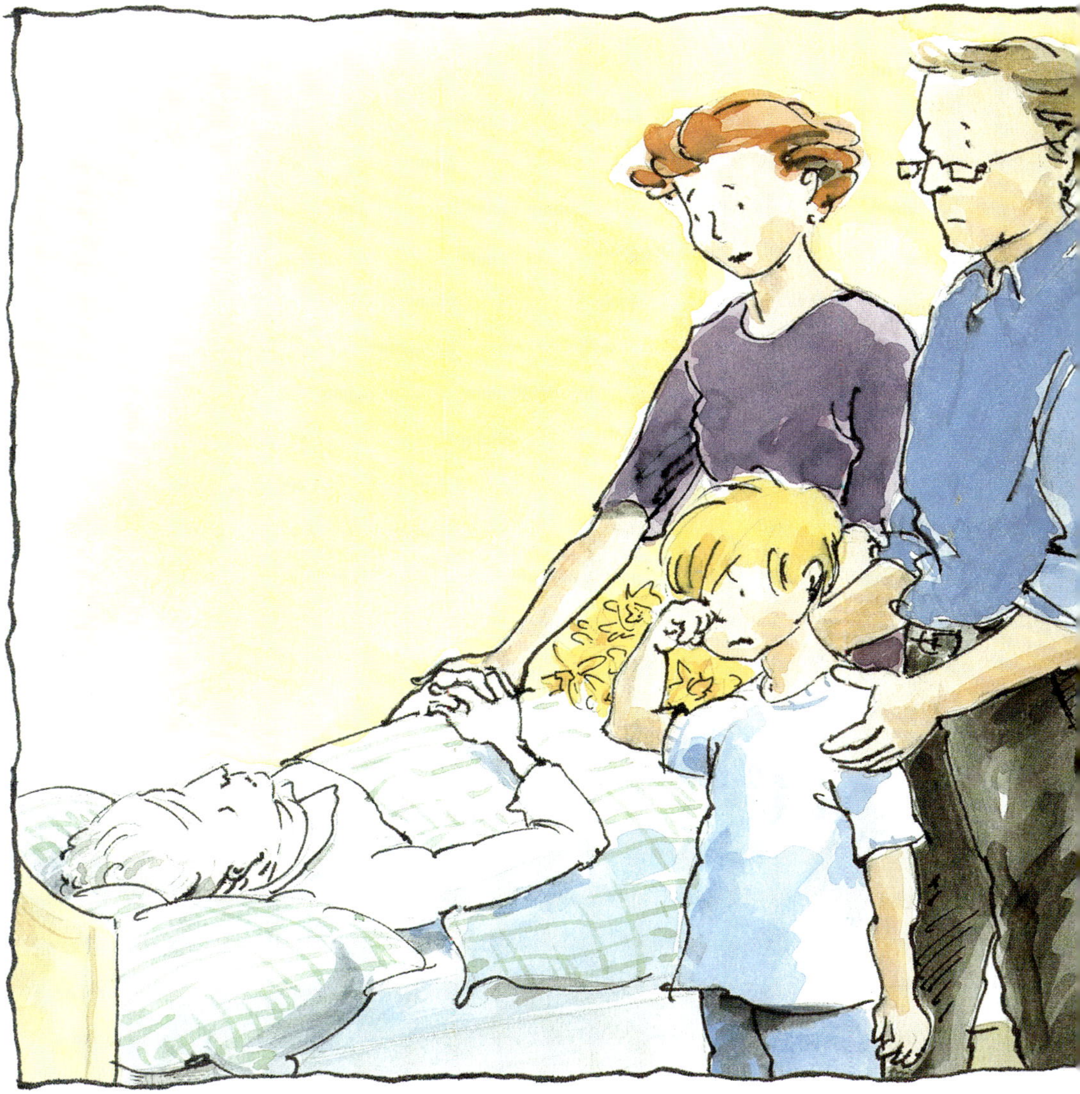

keine Halsentzündung wie du vor ein paar Wochen. Unsere Oma ist sehr krank.« Nicos Augen weiten sich entsetzt: »Doktor Becker muss doch aber eine gute Medizin haben, damit Oma wieder gesund wird. Sie hat mir doch versprochen, zusammen mit mir im Sommer eine Woche auf einem großen Bauernhof mit ganz vielen Tieren zu verbringen. Oma Gerdi muss wieder gesund werden, hörst du, Mama!« Die Mutter holt tief Luft. Es fällt ihr sehr schwer, die Wahrheit zu sagen. Aber was

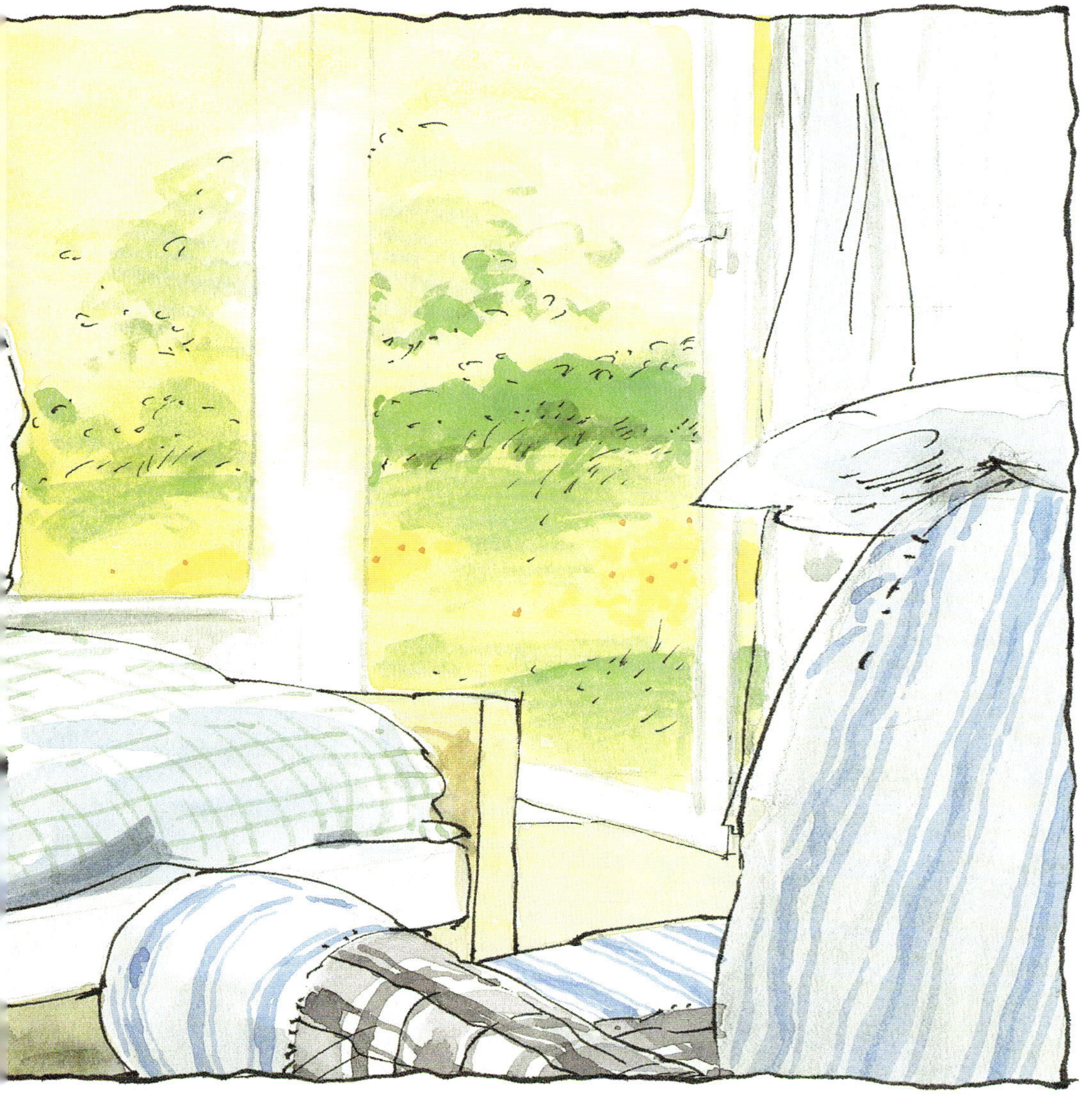

hilft es? Sie weiß, ihn zu belügen oder ihm etwas vorzumachen wäre noch viel schlimmer. Also sagt sie schweren Herzens: »Nico, Oma Gerdi ist so schwer krank, dass keine Medizin der Welt sie wieder gesund machen kann. Oma Gerdi ist zu uns gekommen, um hier in Frieden zu sterben.« Da schluchzt Nico auf und Tränen laufen an seinen Wangen herunter. Das kann er nicht begreifen. Seine geliebte Oma soll sterben? Nichts gibt es, was ihr helfen kann. Was soll er ohne sie machen?

Still hält die Mutter ihren weinenden Jungen in den Armen. Sie weiß, das ist das Einzige, was sie jetzt tun kann, Nico in seinem Schmerz zu trösten.

Die nächsten Tage und Wochen sind für Nico und seine Familie nicht einfach. Alle sind in ihren Herzen sehr traurig. Nico versucht, seiner Oma Gerdi immer wieder eine Freude zu machen. »Wenn sie schon sterben muss, soll sie es jetzt so schön wie möglich haben«, denkt er. Nach den Hausaufgaben setzt er sich zu ihr ans Bett oder neben den großen Ohrensessel, in den seine Mutter Oma Gerdi ab und zu hineinsetzt. Dann erzählt Nico von der Schule oder sie schauen nach draußen in den ergrünenden Frühlingsgarten. In manchen Augenblicken glaubt Nico, es könne doch noch ein Wunder geschehen. Dann läuft er hinaus in den Garten, klettert in sein Baumhaus und redet leise mit Gott: »Lieber Gott«, sagt er dann, »du bist mächtig stark. Bitte mach meine Oma Gerdi wieder gesund!« Doch irgendwie ahnt er, dass sein Wunsch nicht in Erfüllung gehen wird.

Als Nico wieder einmal bei Oma Gerdi sitzt, sagt sie zu ihm: »Hörst du die Lieder der Vögel draußen im Garten, mein Junge? Sie haben heute eine so wundersame Melodie. Öffne doch einmal die Verandatür. Dann höre ich den Gesang besser und kann noch einmal den Frühlingsduft atmen.« Nico öffnet die Tür. Beide lauschen still dem Gesang der Vögel. Nachdem die Großmutter tief die Luft des erwachenden Frühlings eingeatmet hat, sagt sie zu Nico gewandt: »Es ist schön, hier die letzten Tage meines Lebens zu verbringen. Ich bin alt und schwach geworden. Wie gut ist es, dass ich euch alle um mich habe und nicht im Krankenhaus liegen muss, wo man mich vielleicht noch an alle möglichen Apparate anschließt. So kann ich in Frieden sterben. Wenn ich draußen die Vögel singen höre, dann ist es so, als ob Gott mich mit einem wunderschönen Lied zu sich rufen will.« Nico schluckt. »Ich weiß, dass du traurig bist«, redet die Großmutter weiter, »aber so ist das nun einmal. Irgendwann kommt Gott und ruft jeden Menschen zu sich zurück. Daran glaube ich ganz fest. Auch wenn ich sterbe, bin ich bei ihm gut aufgehoben. Ich gehe dann zu ihm nach Hause, so, wie du dich mittags nach der Schule auf den Heimweg begibst. Am Ende des Weges steht er da und nimmt mich in seine Arme, so, wie dich deine Mutter an der geöffneten Haustür umarmt, wenn du ihr fröhlich entgegenspringst. Und jetzt laufe in den Garten und pflücke mir einen Strauß Osterglocken. Sie strahlen so gelb wie die Sonne am Himmel.« Nico rennt los. Als er mit den Blumen zurückkommt, ist Oma Gerdi in ihrem Sessel eingeschlafen. Er stellt die Vase mit den Osterglocken auf den Tisch und schleicht leise hinaus.

Als Nico am nächsten Tag aus der Schule nach Hause kommt, nimmt seine Mutter ihn an der Haustür fest in die Arme. Nico sieht ihre verweinten Augen. Jetzt kommt auch der Vater aus Omas Zimmer zu den beiden in den Hausflur. Da weiß Nico ohne zu fragen, dass seine geliebte Oma Gerdi gestorben ist.

»Darf ich Oma Gerdi noch einmal sehen?«, fragt er seine Eltern. Die beiden schauen sich an und nach einem Moment nicken sie stumm. Dann nehmen sie den Jungen an die Hand und gehen mit ihm zusammen an Oma Gerdis Bett. Da liegt die Oma so, als ob sie schlafen würde. Und doch sieht sie anders aus als gestern in ihrem Ohrensessel. Ihr Gesicht ist ganz bleich. Irgendwie ist ihre Haut wie aus Wachs. Ihr Mund sieht so aus, als würde er lächeln. Ein letztes Mal verabschieden sich die Eltern und Nico von Oma Gerdi und streicheln ihr über die gefalteten Hände. Sie sind bleich und kalt, wie der Schnee im Winter. Mutter nimmt Nicos Blumenstrauß und legt ihn in die Hände hinein. Durch das geöffnete Fenster hört Nico wieder die Vögel im Garten zwitschern. Das Gelb der Osterglocken strahlt in seine Augen und es ist ihm einen Augenblick lang so, als würde seine geliebte Oma durch eine geöffnete Tür gehen, aus der heraus das gelbe Licht der Sonne strahlt und eine wundersame Melodie ertönt.

Das Gespräch über den bevorstehenden Tod

Mama, schaust du dann von den Wolken auf uns herunter?

Helen geht an der Hand ihres Vaters am Strand entlang. Helen wohnt am Meer. Jeden Sonntag wandern sie den gleichen Weg bis zur großen Düne. Dort bleiben sie stehen und schauen hinaus auf das Meer. Wie immer, wenn sie hier stehen, denken die beiden an die vergangene Zeit, als Annegret, Helens Mama, noch lebte. Die Mama, die sooft ein fröhliches Lachen bereit hatte, die Helen abends in den Schlaf sang und ihr die schönsten Geschichten erzählen konnte; die Mama, in deren schützende Arme Helen sich kuschelte, wenn sie traurig war oder Angst hatte, der sie Löcher in den Bauch fragen konnte und die versuchte, immer eine ehrliche Antwort zu geben; die Mama, die mit ihr durch die Wiesen lief und Blumen pflückte, die sich mit ihr ins Gras legte und dem Zirpen der Grillen und dem Gesang der Vögel lauschte. Doch dann kam der Tag in Helens Leben, von dem an alles anders wurde. Die Mutter wurde krank und kam ins Krankenhaus. Sie musste viel Medizin einnehmen. Ihr fielen die schönen langen schwarzen Haare aus. Schließlich fuhr die Mama für sechs lange Wochen zur Kur. Sie sollte sich erholen. Aber sie erholte sich nicht. Nichts war mehr wie früher. Papa war ernst und bedrückt.

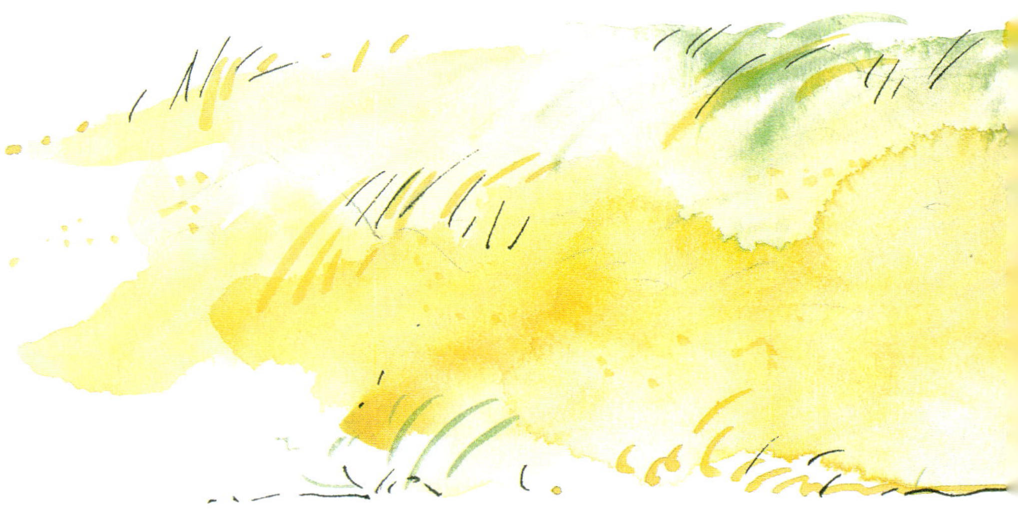

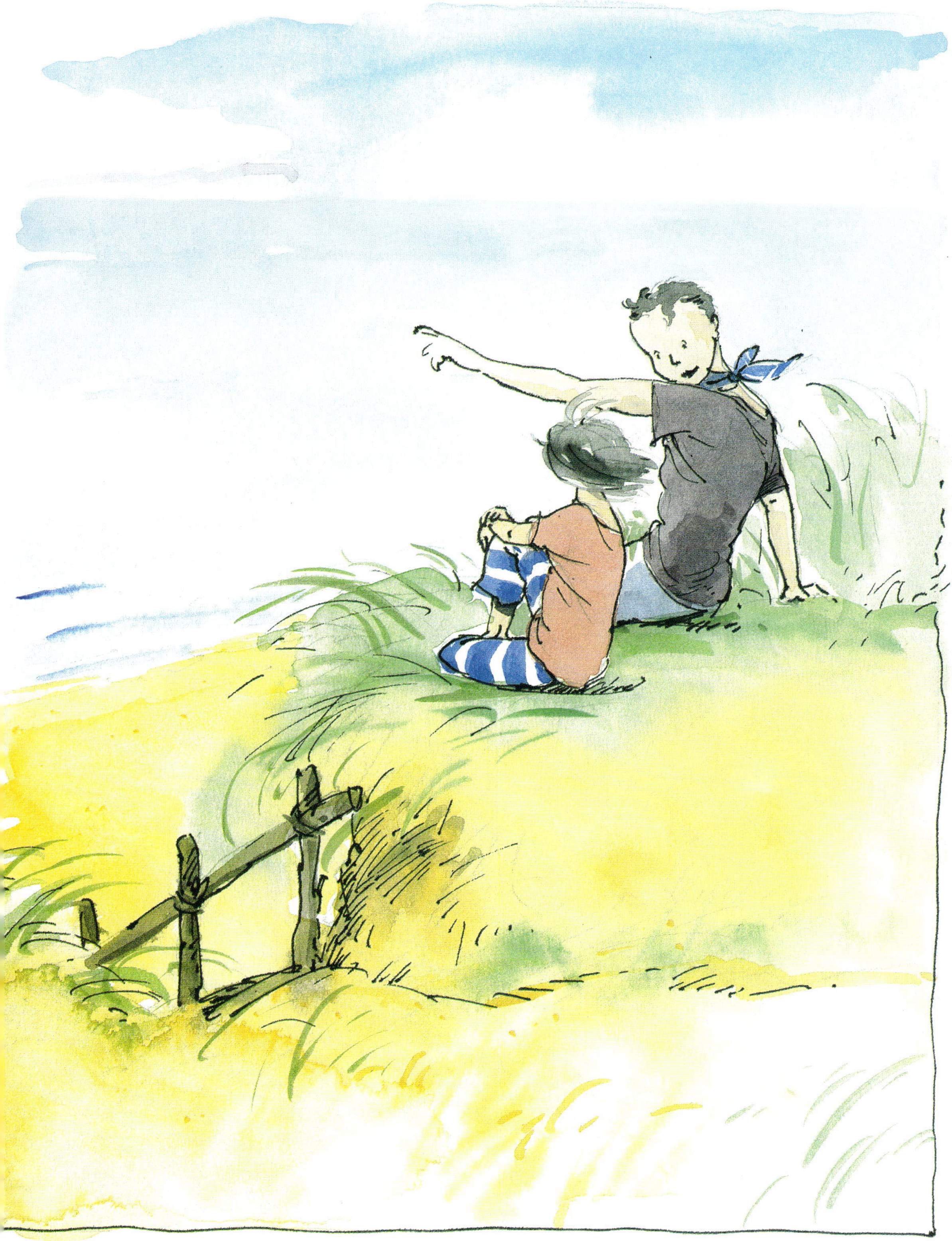

Wenn Mama nicht zu einer Behandlung im Krankenhaus sein musste, ging sie, wenn es ihr einigermaßen gut ging, mit Helen an den Strand bis zur großen Düne.

Eines Tages dann sagte Mama zu ihr: »Helen, ich kann nicht mehr lange mit dir und Papa leben.« Das war an der großen Düne. Helen erinnert sich genau, wie sie hier an der großen Düne mit ihrer Mutter gesessen hatte.

Helen war wütend und traurig. Sie wollte doch ihre Mama behalten. Mama und Helen weinten. Ganz tief unten aus dem Bauch heraus. Nach einer Zeit, als die Tränen versiegt waren, schauten die beiden den Wellen zu. Da sagte Mama zu ihr: »Helen, es wird so sein wie mit den Wellen, die an den Strand rollen und wieder zurückfließen. An einem Tag wird eine Welle kommen und mich mit an den weiten Horizont nehmen. Dorthin, wo der Himmel und die Wolken das Wasser berühren. Dort wird es mir gut gehen. Denn dort gibt es keine Schmerzen mehr.« Helen versuchte sich vorzustellen wie das sein würde. »Steigst du dort auf eine Wolke, Mama, und schaust Papa und mir zu?« »Das weiß ich nicht genau, Helen«, sagte Mama. Niemand, der mit den Wellen an den Horizont getragen wurde, konnte uns erzählen, wie es dort ist. Denn von dort gibt es keinen Weg zurück hier in unsere Welt. Wer mit den Wellen geht, der bleibt dort drüben, am weiten Horizont. Aber eines kann ich machen, Helen, ich kann dir unsichtbar mein Lachen in dein Herz herüberschicken und meine Geschichten. Du musst nur dem Rauschen der Wellen lauschen und dem Flüstern des Windes. Damit werde ich dich von dort grüßen und dich streicheln.« Lange saßen die beiden noch da und hörten still den Liedern des Windes und der Wellen zu, so lange, bis die Sonne rot am Horizont unterging. Dann wanderten die beiden nach Hause zurück. Helen ging noch öfter mit Mama an diesen Platz. Sie lachten und weinten dort, so wie es ihnen gerade zumute war. Immer wieder erzählten sie vom großen, weiten Horizont. Sie malten sich Bilder aus, wie es dort sein könnte. »Auf alle Fälle braucht man dort nicht mehr zu weinen, denn dort vergisst man alles, was einen traurig macht«, sagte Mama einmal.« Für Helen gab es dort eine große weiche Wolke, auf der Mama dann schweben würde.« Du kannst dich bestimmt in sie hineinkuscheln wie in dein weiches Bett zu Hause«, sagte sie einmal, als eine große weiße Wolke am Horizont vorbeizog. Mama meinte, dass sie dort nicht allein sei. Sie würde am Horizont den Menschen begegnen, die schon vor ihr mit den Wellen dorthin gegangen waren.

Dann kam der Tag, an dem Helen nicht mehr mit ihrer Mama an die große Düne wandern konnte. Mama war zu schwach. Sie saßen manchmal zu Hause am offenen Fenster und versuchten von dort, den Liedern des Windes und den Geschichten der rauschenden Wellen zu lauschen. Das taten sie, bis eines Tages Mama zu Helen sagte: »Ich glaube, bald kommt eine Welle und trägt mich zum Horizont.« Helen saß mit Papa auf Mamas Bett. Ihr Herz war ganz traurig und Papa sagte zu Mama: »Wir schicken unsere Gedanken zu dir an den Horizont.« Das war das letzte Mal, dass Helen Mama sah.

»Mama«, sagt Helen jetzt leise an der Hand ihres Vaters, während sie an den Horizont schaut. »Ich hoffe, es geht dir gut dort auf deiner Wolke. Ich muss jetzt nicht mehr so oft weinen und das Spielen macht mir auch schon wieder Spaß. Frau Peters kocht für Papa und mich. Es schmeckt ganz gut. Du fehlst mir bei den Hausaufgaben und abends, wenn ich ins Bett gehe. Schade, dass ich mich nicht zu dir auf die Wolke kuscheln kann. Papa und ich sind heute wieder hier, um dir unsere Gedanken an den Horizont zu schicken.«

Dann schweigt Helen wieder, und während sie auf das Rauschen der Wellen und das Blasen des Windes lauscht, da kann sie plötzlich Mamas Lachen aus der Ferne hören und es ist so, als würde sie ihr eine Geschichte erzählen.

Anhang

Anregungen und Impulse zu den einzelnen Fragen und Geschichten

Kann der liebe Gott mir eine Leiter vom Himmel herablassen?

Kinder stellen Fragen in Alltagssituationen. In dieser Geschichte ist es die kleine Elisa, der das so andere Glockengeläut in der Mittagszeit beim Erledigen ihrer Hausaufgaben auffällt. Es ist das Läuten für eine Verstorbene, das besonders in ländlichen Gemeinden immer noch nach alter Tradition vollzogen wird. Wie sooft bei Kindern bleibt es nicht bei dieser einen Frage und Elisa erfährt etwas darüber, was alles so geschieht, wenn jemand stirbt. Die Vorstellung, einmal wie alle, die sterben, auch in der Erde begraben zu werden, ängstigt Elisa. Deshalb wünscht sie sich, Gott möge ihr eine Leiter vom Himmel herunterlassen, damit sie den direkten Weg zu ihm findet. Die Mutter versucht ihrerseits vorsichtig, aber auch ehrlich, mit dem Wunsch ihrer kleinen Tochter umzugehen, indem sie dem Kind von ihrem Glauben an den Gott erzählt, der die Menschen auch im Tod nicht alleine lässt. Ein Gang über den Friedhof, das Anschauen der Gräber und ein anschließender Spaziergang durch die lebendige Natur, lässt das Kind erleben, wie schön es ist, mit der Mutter zusammen da sein zu können.

Warum muss alles sterben?

In der Geschichte vom plötzlichen Tod eines großväterlichen Freundes erfahren zwei Kinder die Unerbittlichkeit des Todes und dessen plötzlichen Einbruch in den gewohnten Lebensalltag. Damit verbindet sich natürlicherweise die Frage danach, warum alles sterben muss und nach dem Zeitpunkt des Todes. Behutsam wird der Lebenslauf von geboren werden, wachsen, älter werden und sterben müssen mit in die Erzählung aufgenommen. Die Kinder sehen anhand eines Bildes aus der Natur, dass alles Lebendige sterben muss und der Erde zurückgegeben wird. Sie erfahren so, dass der Tod ein Teil unseres natürlichen Lebenskreislaufes ist. Ohne ihn ist kein neues Leben möglich.

Wohin gehen die Toten?

Diese Frage beinhaltet Überlegungen, über den Tod hinauszudenken und einem möglichen Danach Platz zu geben. Um diesen Gedanken Raum geben zu können, sollten wir Kindern, wenn sie es wollen, die Gelegenheit geben, das christliche Begräbnisritual kennen zu lernen. Nicht nur für Erwachsene, sondern auch für Kinder ist es wichtig zu erfahren und in einem Ritual zu erleben, dass das, was gestorben ist, der Erde zurückgegeben wird. Die ritualisierte Form von Abschiednehmen hilft bei der seelischen und körperlichen Verarbeitung des erfahrenen Verlustes und der Auseinandersetzung mit dem Tod.

Die Geschichte vom Begräbnis des großväterlichen Freundes will die Angst davor nehmen, dass die Teilnahme an einer Beerdigung Kindern ernstlich schaden könnte. Die Kinder begegnen dem christlichen Hoffnungsbild, dass Gott nicht nur im Leben unser Begleiter ist, sondern er vielmehr auch noch an der Pforte des Todes auf uns wartet.

Die persönlichen Bilder von Kindern, mit denen sie sich diese Annahme Gottes vorstellen, sollten wir würdigen ohne uns selbst und die Kinder darin festzulegen.

Die Frage: „Bekommt der Opa da unten überhaupt Luft?", wie sie vielleicht von kleineren Kindern gestellt wird, wenn sie miterleben, wie der Sarg in die Erde hinuntergelassen wird, kann ruhig und sachlich geklärt werden. Hilfreich sind hierfür Bilder aus dem eigenen Erfahrungsbereich der Kinder.

Kommen Tiere auch in den Himmel?

Kinder bauen häufig zu allem, was lebendig ist, tiefe emotionale Beziehungen auf. So auch zu Tieren. Sie sind zutiefst in ihrer Seele getroffen, wenn Tiere sterben, besonders dann, wenn es plötzlich und unerwartet geschieht. Manchmal werden sie sogar durch den Tod eines an die Fensterscheibe geflogenen Vogels mitten aus einem fröhlichen Spiel herausgerissen. Auch mit diesen Erfahrungen sollten wir umgehen, den toten Tieren als einem Geschöpf Gottes mit Würde begegnen und den Kindern Gelegenheit geben, sich durch ein Begräbnis von dem Tier zu verabschieden. Ein kleines Beerdigungsritual kann den Kindern hilfreich

sein, sich wieder dem Leben zuzuwenden.
Wenn wir die Würde gegenüber der Kreatur als Geschöpf Gottes achten, dann gilt auch ihr der Schutz Gottes und deren Bewahrung nach dem Tod.

Ist Juliane jetzt ein Engel mit Flügeln?

Die Geschichte zeigt, wie unterschiedlich zwei Kinder vom Tod ihrer älteren Schwester betroffen sind und versuchen, damit umzugehen. Der jüngere Bruder begibt sich aktiv in die Erinnerung an die Schwester. Ihn zieht es in die direkte Umgebung der Schwester, um ihr auch über den Tod hinaus nahe zu sein. Indem er durch die Erinnerung versucht, die Schwester zu spüren, kann er seinen Trauerprozess bewältigen. In diesem Prozess beschäftigt ihn die Frage, in welcher Form sie nach wie vor in seiner Nähe sein kann. Dabei setzt er sich mit dem Bild vom Engel auseinander, das durch seine Großmutter an ihn herangetragen wurde. Seine Frage macht deutlich, dass er dieses Bild für sich noch nicht hinreichend bearbeitet hat.
Ganz anders als er reagiert seine ältere Schwester. Sie ist zutiefst erschrocken und verletzt, ja sogar zornig über den Verlust. Sie will ihren Schmerz darüber nicht zulassen. Erst durch ihren Bruder und dessen Frage gelingt es ihr, sich dem Tod der Schwester zu stellen. Das Bild vom Engel ist für sie eine Brücke, die Schwester loszulassen.
Die Verhaltensweisen der Kinder zeigen, wie unterschiedlich es sein kann, sich Trauerprozessen zu stellen.

Darf ich Oma noch einmal sehen?

Die Auseinandersetzung mit dem Tod beinhaltet auch die Frage nach einem natürlichen Umgang mit einem toten Menschen. Hier können wir von Abschiedsritualen lernen, die früher in den Familien selbstverständlich waren. Die einzelnen Familienmitglieder, auch die Kinder, nahmen Abschied von einem Sterbenden. In der Regel hielt man sich im Sterbezimmer auf. Ebenso wurden die Toten bis zur Bestattung in den Häusern aufgebahrt, so dass Nachbarn und Freunde ebenfalls die Gelegenheit hatten, sich von den Toten zu verabschieden. Wenn es uns gelingt, die Entfremdung und unsere Angst gegenüber dem Tod zu überwinden, dann werden wir auch den tieferen Geheimnissen des Lebens begegnen. Wir üben so wieder langsam den Zusammenhang von Leben und Tod, von Geburt und Sterben ein. Wir wachsen selbst am Leben in dem Maße, wie wir uns und den Kindern, wenn sie es wünschen, gestatten, von einem toten Menschen Abschied zu nehmen. Schaden kann den Kindern nur, wenn wir sie auf dem Hintergrund eigener Ängste von der Begegnung mit einem Sterbenden oder einem toten Menschen fernhalten.

Mama, schaust du dann von den Wolken auf uns herunter?

Der drohende Tod von Mutter oder Vater kann die gesamte Existenz eines Kindes ins Wanken bringen. Wie es den Tod verarbeitet und in der Lage sein wird, die Bezugsperson loszulassen und sich dem Leben wieder zuzuwenden, hängt davon ab, wie offen zu Lebzeiten dieser Bezugsperson über den drohenden Tod gesprochen werden kann. Wenn das auf einen zukommende Ereignis verschwiegen oder beschönigt wird, drängt man das Kind in eine Welt ab, in der es sich völlig allein gelassen und verlassen fühlt. Das Kind wird so nicht in die Lage versetzt, die eigenen Gefühle angesichts des Todes auszusprechen.

In der Geschichte von Helen und ihrer Mutter am Meer wird der Horizont zu einem Ort, an dem die Mutter in einer anderen und friedlichen Welt lebt. Die Mutter findet für sich selbst und die Tochter ein Bild, den Abschied aus dem Leben anzunehmen. Das Kind wird so in die Lage versetzt, sich gemeinsam mit der Mutter dem Verlustschmerz zu stellen, ihn zu durchleben und ihn dann nach dem Tod langsam zu verarbeiten. Geben wir den Kindern die Möglichkeit mit ihren Vorstellungen und Bildern ihrer religiösen Glaubenswelt Gestalt zu verleihen, dann werden sie etwas davon begreifen, dass das Leben viel größer als der Tod ist.

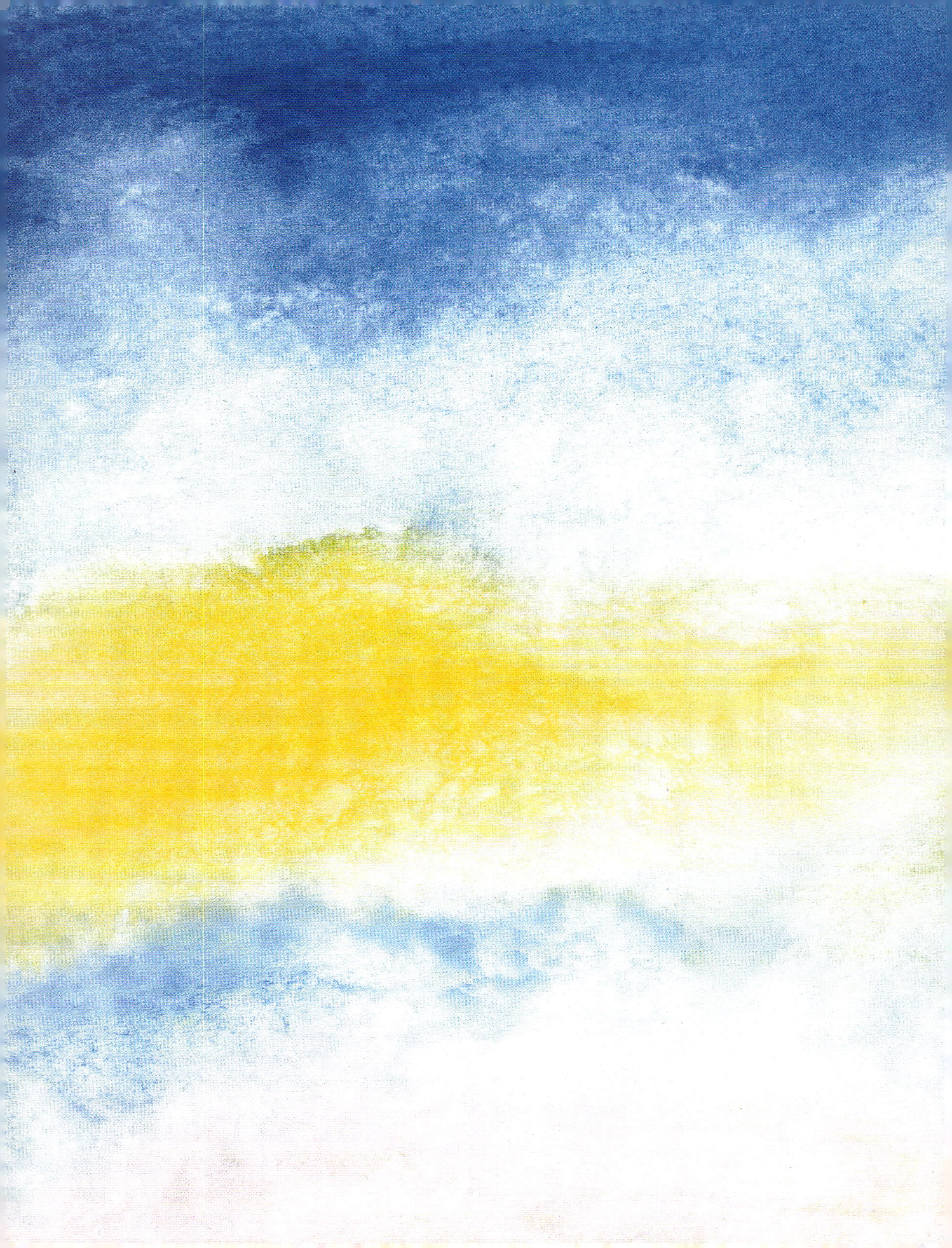

A Re–Imagined Short story

JESUS

"SON

DAVID"

By

JIMI FAWEHINMI

 This is a work of historical and theological fiction based on biblical texts. While inspired by Scripture, creative liberties have been taken to imagine the unseen, dramatize events, and deepen narrative flow. All Scripture quotations are taken from the Holy Bible, World English Bible (WEB) unless otherwise noted.

Cover design and interior formatting by Annalisa Oswald Printed in United Kingdom

ISBN: 978-3-2440-9859-0

For permissions, inquiries, or speaking engagements, please contact: jimifawe@yahoo.co.uk

ACKNOWLEDGEMENT

My deepest thanks to my family for their unwavering love and encouragement.

My parents Chief Olusola Ademiko and Mrs Cinderella Fawehinmi. Thank you daddy and mummy for instilling in me the fear of God.

To my siblings, my brother Akintunde and his Wife Funmi, my sister Adetola and her husband Pastor Ade Akinbohun, my brother Muyiwa, my sister Adesolape and her Husband Pastor Deolu Adewuyi.

To the New Covenant Church Chafford Hundred Family. To my friends, spiritual mentors, and readers too numerous to mention whose hunger for deeper revelation fuelled this work, thank you for believing in the vision. A special acknowledgment to the faithful servants of God, past and present, who preserve, teach, and preach the unchanging Word of Truth. May this story stir hearts to seek the One who stops for the cry of the broken.

DEDICATION

To the Most High God, YHWH, Our Heavenly Father, in whom are all things and in whom I live and move and have my being. To Jesus Christ, the True Son of David, the Son of God, and the King of Kings and Lord of Lords.

Thank You for dying for me and showing me mercy when I was blind, broken, and undeserving. This book is a testament to your grace.

To everyone who has ever cried out in the dark, "Son of David, have mercy on me", this is for you.

May your cry reach Heaven. May your eyes be opened, May you see the face of Compassion, and follow Him for the rest of your life.

Table of Contents

LIST OF CHARACTERS

The Most High YHWH, YAHWEH - God Almighty and Creator of Heaven and Earth.

Jesus– "Son of David"-"Son of God"-Our Lord and Saviour who lived and walked among us as a man, performed with mighty deeds of power, healing the sick, raising the dead, till he was crucified for the sins of Humanity. Bartimaeus- A Man born blind living in Jericho, Israel- confined to a live of poverty, destitution and hopelessness Elijah-Young Boy living in Jericho at the same time as Bartimaeus.

King David- The second King of Israel in the Old Testament - Who led the nation in its greatest triumphant and Glory years.

Nathan- Court Prophet, Advisor and Friend of King David Joab-Nephew of King David and the commander of his army.

Samuel- Prophet, who plays a key role in the monarchy's transition from Saul to David.

Saul- The first King of Israel and predecessor to David. Bathsheba- Wife of Uriah the Hittite and who later became King David's wife.

Uriah the Hittite– Bathsheba's husband and listed as one of David's mighty men.

Ahithophel- Adviser to David and Uriah's grandfather. Angel Gabriel-An Archangel of the Most High who stands in his presence.

Angel Michael- An Archangel of the Most High and War General

Bezaleel- One of King David's attendants in the palace court.

Lucifer- A high ranking anointed cherubic angel in eternal past who led a rebellion against the Most High God. He was cast down from Heaven after losing the war and became Satan leading an all-out battle of extinction against God prized creation-Humanity.

Gumazul- Fallen angel and Lucifer's right hand and chief spy.

Zantosh- Fallen angel and lieutenant of Lucifer known for his evil wisdom pride and sagacity. Vantu- Rebel angel in charge of battle strategy. Sandubal– Rebel Angel and monitoring Spy-One of Gumazuls lieutenants.

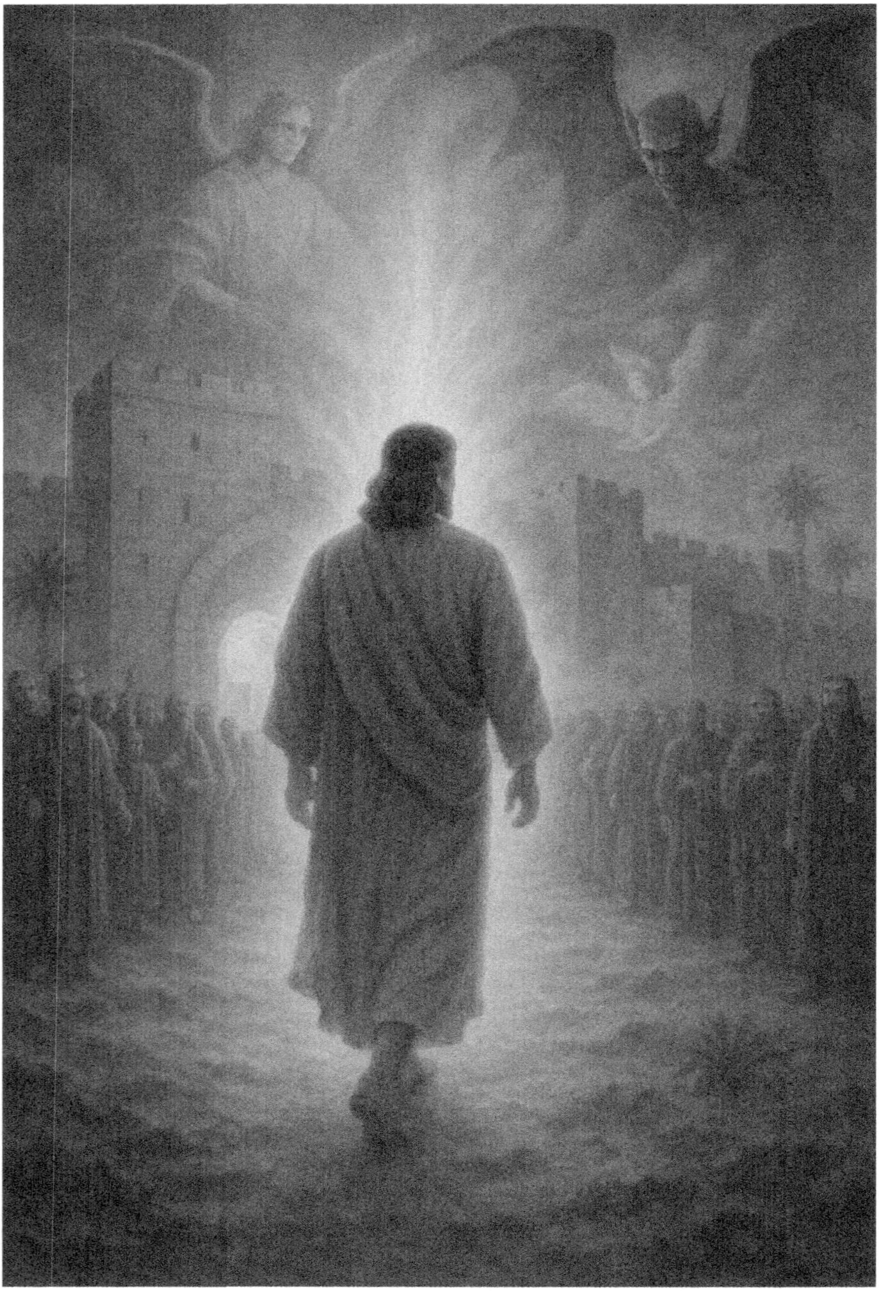

Jesus Walking into Jericho

PROLOGUE

Jericho (City in Israel, west of Jerusalem and of the tribe of Benjamin).

AD33-On Jesus's way to Jerusalem Mark 10:46-48(WEB)

46 They came to Jericho. As he went out from Jericho with his disciples and a great multitude, the son of Timaeus, Bartimaeus, a blind beggar, was sitting by the road. 47 When he heard that it was Jesus the Nazarene, he began to cry out and say, "Jesus, you son of David, have mercy on me!" 48 Many rebuked him, that he should be quiet, but he cried out much more, "You son of David, have mercy on me!"

Bartimaeus had had enough as far as he was concerned life was not worth living. Born blind, rejected by his parents, raised by his impoverished grandparents, without a hope in the world Despondent, the only option he had was a life of begging which did not yield much.

As he gazed in the stars at night, He often wondered, why me? What did I do to deserve this? What sin did my parents commit? The local Pharisees had informed him that he was under a curse and this was his lot in life.

He often thought, "There has to be life more than this" What kept him, going was his grandmother who would tell him tales of the afterlife and all would be well. He would have his sight back.

He remembered fondly the scriptures as a child he used to be told about Moses, King David and a coming ruler who would right all wrongs.

They would often argue, what about now he retorted? Why am I in this God forsaken place? He lamented. Who am I? What is my purpose in life?

He was angry at the whole word, he was angry with himself, he was angry with God.

Talking with fellow beggars, swathing away the flies and local thieves who wanted to steal from his beggar plate, he began heard rumours about a man like no other. A man humble, but of immense power, even the demons were scared of him. "The blind were seeing, the sick healed, the dead raised and lame walking", "He was a friend to the marginalized"

"He could relate to the elite and also the downtrodden at the same time."

"He even ate with "Sinners" and the unclean, men and women touched him and were healed."

One of the beggars even said he was able to forgive sins. Bartimaeus laughed out looking at the man as if he had utterly lost his mind.

"Only God can forgive sins" as the rest of the beggars Bartimaeus included shouted him down afraid that the local rabbi apprentices would hear such blasphemy and have them arrested on the spot.

Controversial in his teachings, this man advocated love and forgiveness and not an "eye for an eye" He was called the Jesus "Son of David" Why he thought would he be called by that name?

Any way he will never come to Jericho, nothing good comes out of Jericho.

If only….

And then on this fateful day. He was just having his lunch in the street marked out for the beggars when the ground suddenly began to shake. Startled and scared, he asked what the turmoil was about, but nobody would tell him. The noise got louder and louder and he realised it was people shouting as if there was a riot. It was a stampede

The crescendo of the noise reached him. He stretched out his arm as his hand clutched the arms of a young boy he recognised as Elijah.

What is this he asked?

Elijah and the other children had been told not to associate with the beggars. He pulled away and said, the man they call the

"Son of David" is here he said.

The "Son of David" Here in Jericho? Bartimaeus incredulously asked.

It can't be.

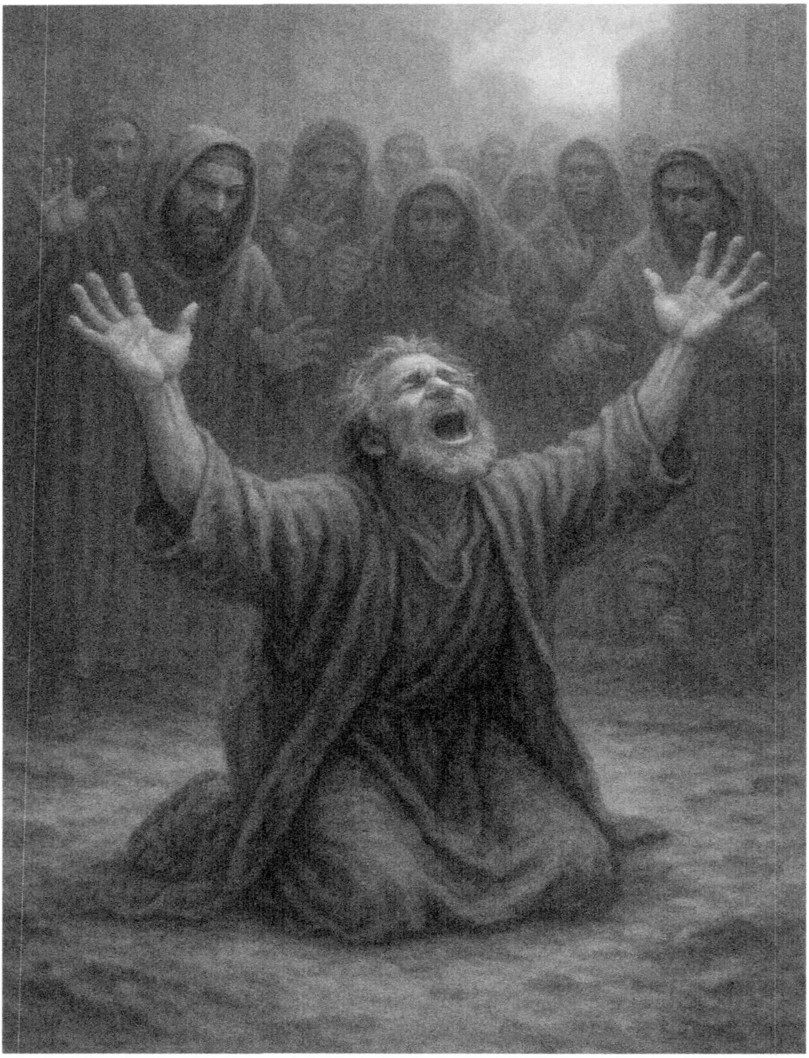

Blind Bartimaeus Crying out

Without realising he began to cry out with the rest of the people as hope began to stir up in Him.

"Jesus, Son of David, have mercy on me!" He cried. His voice loud and mixed with tears.

He got up not knowing which direction he was.

Keep quiet!!! The crowd around him said, irritated by his shrill desperate voice.Then he said words that would stop the "Son of David" in his tracks

Jesus!!! Have mercy on me as you had mercy on King David, Jesus stopped, looked back, His mind transported back to Jerusalem 1000 Years earlier.

Bartima'eus words had triggered something in his heart… The "Son of David" was the "Son of God"

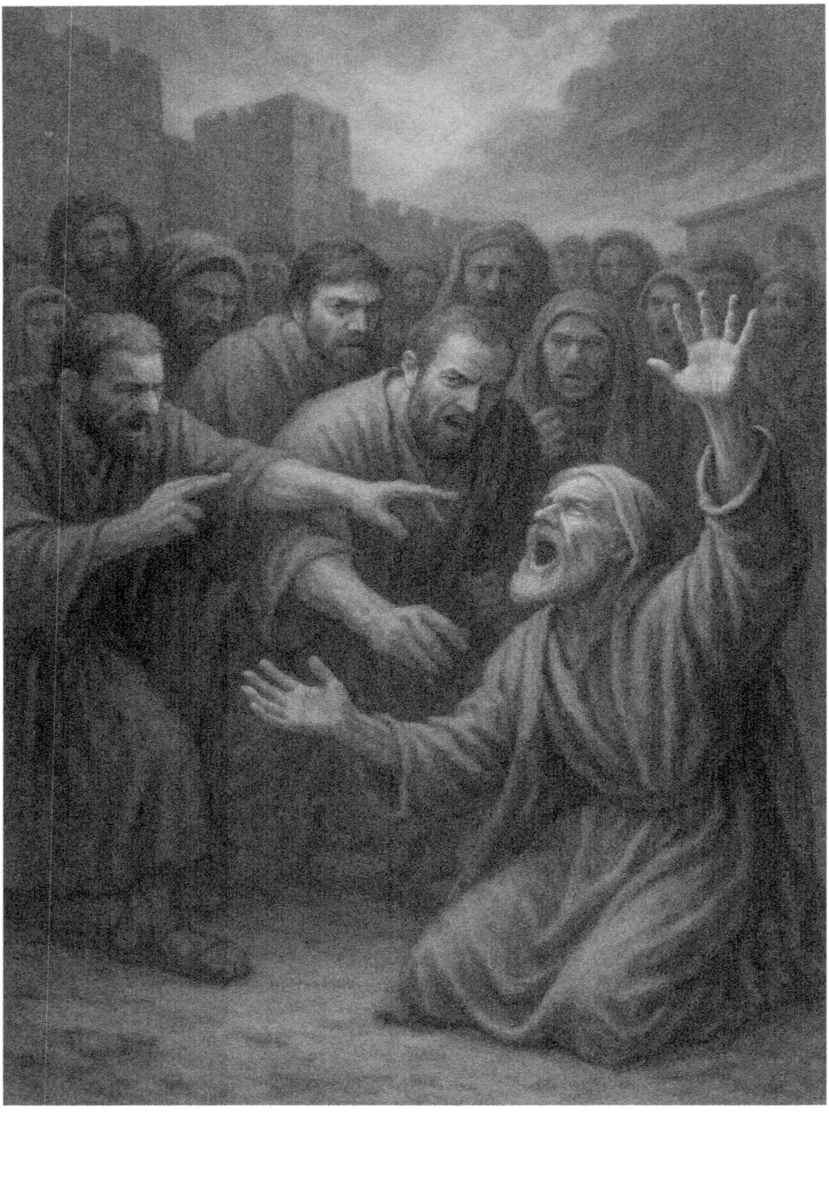

The crowd rebuking Bartimaeus

CHAPTER 1

The Calm before the Storm

990BC-Jerusalem (Economic and Spiritual Capital of the nation of Israel)

King David woke up stretching himself without a care in the world. As far as he was concerned life was good. There was peace and prosperity like no other in the nation of Israel. The economy in Jerusalem was booming. As King, he had been in the forefront of a most brutal war, first against the house of King Saul who was also his Father- in-Law, his arch enemy and predecessor, and then the Philistines, Edomite, Moabites, Amalekite and the Aramean's. There was no retreat or surrender and with the help of his Chief of army staff Joab his nephew, all their adversaries were subdued.

Indeed, they had been marvelously helped by the Lord of Hosts Jehovah. Were it not for his covenant with his best friend Jonathan and Brother-in-Law who was King Saul's first son and heir, and Michal, Saul's daughter who was David's wife, the house of Saul would have been ground to dust. In his compassion, he showed kindness to Jonathan's son, Mephibosheth restoring him to a position of a prince among his sons.

He had come a long way from the day a wizened old man by the name of Samuel a prophet of Israel, a man highly revered whose name provoked fear and trembling, came to his town in Bethlehem with piercing eyes and a flask of oil, anointing him King in the place of King Saul.

Getting up from his knees after the shattering event, there came over him a most unusual boldness. How could he forget his life changing one on one battle with the giant Goliath of Gath the son of the Nephilim's and all his early battles with the Philistines.

This was a battle for the ages still remembered with fondness, how a young man barely a teenager declared in the midst of hardened soldiers of Israel words that echo into eons of generations…

1 Samuel 17:45-47(WEB)

45 Then David said to the Philistine, "You come to me with

a sword, with a spear, and with a javelin; but I come to you

in the name of Yahweh of Armies, the God of the armies of

Israel, whom you have defied. 46 Today, Yahweh will deliver

you into my hand. I will strike you and take your head from off you. I will give the dead bodies of the army of the

Philistines today to the birds of the sky and to the wild

animals of the earth, that all the earth may know that there

is a God in Israel, 47 and that all this assembly may know

that Yahweh doesn't save with sword and spear; for the battle is Yahweh's, and he will give you into our hand."

It was almost as David had a glimpse of heaven, a realm that only a privileged few had ever gazed on. This was a mortal man who was totally sold out on his creator. This was not only reverence. This was devotion. This was love. The whole fibre of his being panted for the Lord. Life had no meaning without YHWH.

And then there were the Psalms…

Writing the psalms filled him with peace, tranquility. It took him to Heaven, to the mountains and valleys, and sometimes in places, and he did not fully understand. He almost felt compelled as if the Hand of God was upon him and directing his writings.

Psalm 22:1-2(WEB)

22 My God, my God, why have you forsaken me? Why are you so far from helping me, and from the words of my groaning? 2 My God, I cry in the daytime, but you don't answer; in the night season, and am not silent.

Psalm 16:10(WEB)

10 For you will not leave my soul in Sheol, [a] Neither will you allow your holy one to see corruption.

This psalm is certainly not about me. Who is this person been forsaken by God and yet did not allow his body to decay, he thought?

Yes, all was well with Israel in this season. These were the glory years…

As he stepped out of his the bedchamber draped with the finest Silks from Egypt, he was met by his entourage of attendants to meet his every need.

They all bowed before him as he acknowledged them without a glance and walked to the adjoining chamber where his Wife Bathsheba and new born son Nathan were sleeping. The emotional separation from his first wife Michal, the daughter of Saul after she had dishonored the king, while he danced to the Lord when the Ark made its way back to his rightful place in Jerusalem, had taken its toll on him. Of all his wives, Michal was the love of his life and yet since that event she could not bear children. Maybe baby Nathan is the one thought David, maybe Absalom, Amnon maybe Adonijah - He knew the time would come when he had to decide who would sit on the Throne upon his death and reign in his place. Bathsheba stirred up from her sleep, catching the gaze of the King she got up to pay her Husband homage. As David looked on, he felt a sudden chill in his heart .The chill of guilt that he could not explain.

He made a mental note to tell his Chief Priest Abiathar to prepare a guilt offering to the Lord.

Just then, his chief attendant Bezaleel cut his thoughts short…

My Lord the King, he said bowing down. Nathan the prophet is here.

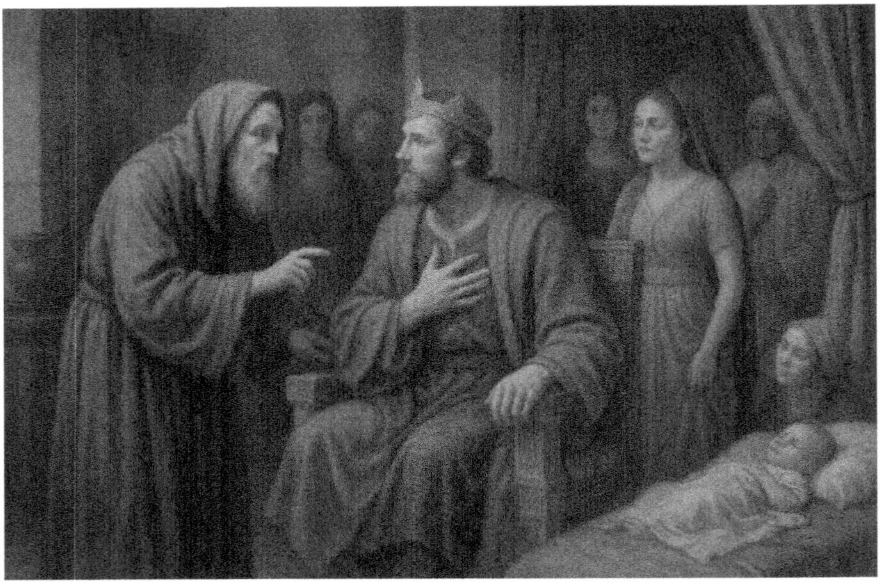

Nathan the Prophet Dialoguing with King David

Nathan? David said, why so early?

David loved Nathan. The relationship had blossomed from King and prophet to close friends.

Have him meet me at the Throne Room. Nathan came in to the throne room, where King David was already seated. He went before the king and bowed with his face to the ground. As Nathan rose up from the ground-David knew instinctively that Nathan did not come as a friend today. He came as prophet with a sober word from the Lord. A word laced with grace, mercy, judgement and dire consequences for generations to come.

CHAPTER 2

The Shepherd Boy and the Scenes

Behind

1025BC- 35 Years earlier-Bethlehem (Town in Israel, South of Jerusalem of the tribe of

Judah)

1Samuel 16:1-3 (WEB)

16 Yahweh said to Samuel, "How long will you mourn for Saul, since I have rejected him from being king over Israel? Fill your horn with oil, and go. I will send you to Jesse the Bethlehemite, for I have provided a king for myself among his sons." 2 Samuel said, "How can I go? If Saul hears it, he will kill me." Yahweh said, "Take a heifer with you, and say, 'I have come to sacrifice to Yahweh.' 3Call Jesse to the sacrifice, and I will show you what you shall do. You shall anoint to me him whom I name to you."

And so began the long arduous ride before dawns early light from Rama to Bethlehem. Samuel was lost in his thoughts filled with grief for the man he had come to love as his own son, the current King of Israel, Saul, the son of Kish. The anguish was palpable as he informed King Saul that he had been rejected from being king for the sin of rebellion and living in the fear of man rather than God.

How could there be 2 Kings in Israel thought Samuel, would that not lead to a bloody Civil war?

Why Bethlehem? This puzzled him greatly. As he was pondering these things in his heart, there was a stirring in the fields which startled him to look in that direction. He was almost certain someone or something was watching him.

He looked again and it was gone.

"The Cosmos"

"The Arena of Angelic Warfare"

"The Second Heavens"

Ephesians 6:10-12(WEB)

10 Finally, be strong in the Lord and in the strength of his might. 11 Put on the whole armor of God that you may be able to stand against the wiles of the devil. 12 For our wrestling is not against flesh and blood, but against the principalities, against the powers, against the world's rulers of the darkness of this age, and against the spiritual forces of wickedness in the heavenly places.

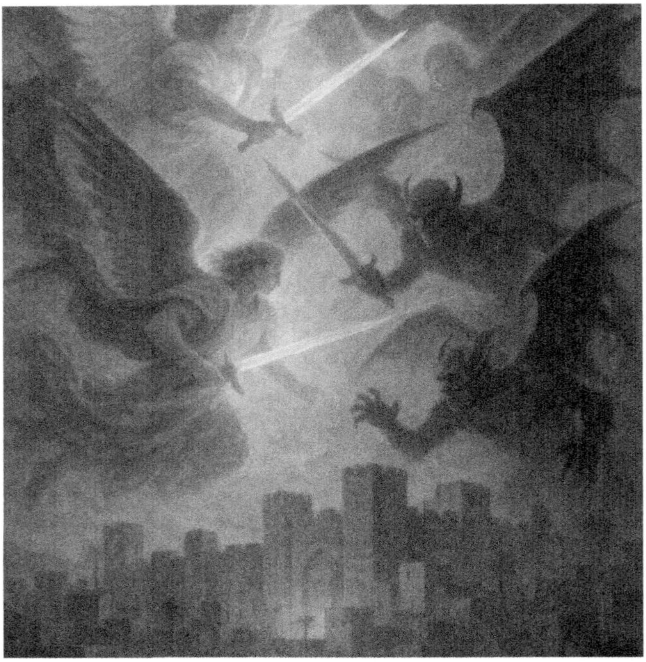

Spiritual warfare Unleashed

Of all of Lucifer's trusted Lieutenants in the realm of the cosmos, none was as formidable and effective as Gumazul. He had fought alongside him as his right hand man, the one who was called the "Covering Cherub-Son of the Morning" in the galactic civil war in heaven with the aim of dethroning the Most High.

Lucifer and his Rebel angels had been defeated at the hand of Arch Angel Michael who was Gods War General and heavenly prince over the nation of Israel.

They lost their place in Heaven and were cast out.

This routing made it clear to them that they had reached the point of no return, with no hope of redemption. For them and their fate was sealed.

They were eternally damned and so in the war council chaired by Lucifer their mission was create a continuous enmity and hatred before God and this new creation that had been given the vision to populate the new earth.

They adopted schemes and wile at their disposal. Lust of the flesh, Lust of the eyes and the pride of Life, which they used on the Sons of Men to devastating effect. They celebrated what they thought was victorious counterattack against the Lord in the battle at the Garden of Eden causing Adam and Eve to rebel and be cast out of the garden in desolation.

It had far reaching consequences from decadence of life even

the climate change and decay, yet in Lucifer's mind, the Judgement God instituted on the serpent was a cause for anxiety…

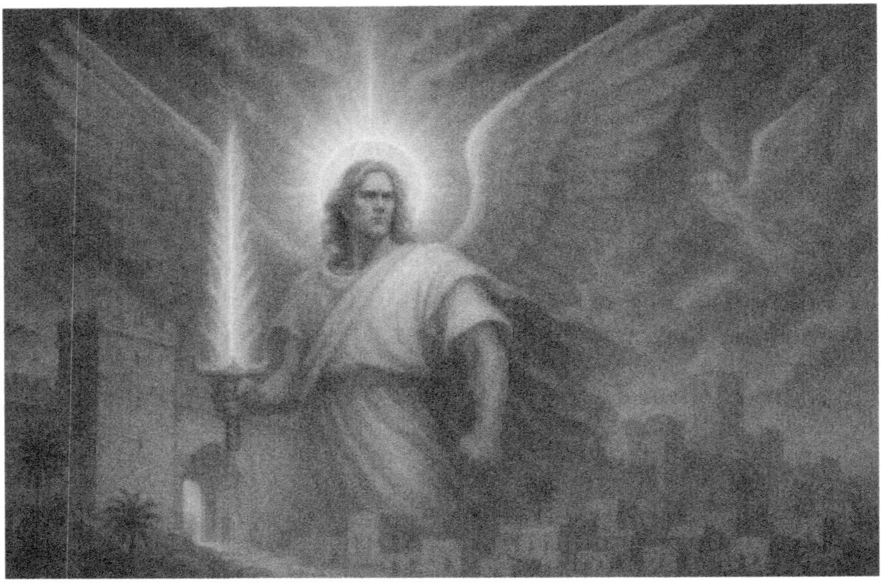

Angel of the most High in Battle posture

Genesis 3:14-15(WEB)

14 Yahweh God said to the serpent,

"Because you have done this, you are cursed above all livestock, and above every animal of the field. You shall go on your belly and you shall eat dust all the days of your life.15 I will put hostility between you and the woman, and between your offspring and her offspring. He will bruise your head, and you will bruise his heel."

Over the Millennia, the war council of darkness had been Monitoring the Sons of Men to determine who that "Off spring" would be with the aim of destroying that Man. From Abraham to Jacob to Moses, Joshua, Samuel and King Saul, they thought they had the answer and they were totally confused. It all seemed to be shrouded in a profound mystery they could not decode.

Their monitoring spies informed them that King Saul had been rejected from been king and a new King was to be anointed by Samuel and so Lucifer commissioned Gumazul to monitor Samuel closely and report back to Him. Gumazul watched Samuel as he arrived in Bethlehem asking for direction to the house of Jesse.

1 Samuel 16:10-13(WEB)

10 Jesse made seven of his sons to pass before Samuel.

Samuel said to Jesse, "Yahweh has not chosen these." 11 Samuel said to Jesse, "Are all your children here? "He said, "There remains yet the youngest. Behold, he is keeping the sheep. "Samuel said to Jesse, "Send and get him, for we will not sit down until he comes here." 12 He sent, and brought him in.

Now he was ruddy, with a handsome face and good appearance. Yahweh said, "Arise! Anoint him, for this is he."13 Then Samuel took the horn of oil and anointed him in the middle of his brothers. Then Yahweh's Spirit came mightily on David from that day forward. So Samuel rose up and went to Ramah

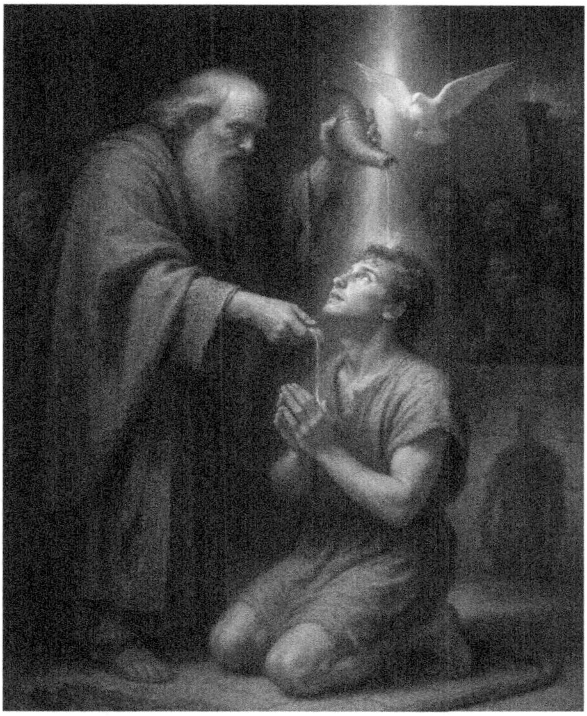

The Anointing of Young David

As Samuel poured the anointing oil upon the young strapping lad, unbeknown to all who were witnessing this event on earth, it created a spirit shattering quake that literally threw Gumazul and his lieutenants into a state of panic. The presence of the Most High was so palpable that they screamed in anguish and fled the scene. The quake was felt as far into the second heavens causing even disturbance where Lucifer's throne was. They were immediately transported back to the presence of Lucifer as they bowed before him with the war council present. How can this boy, barely a teenager be the one who will be the next king of Israel?

The anointing on his Life, His courage and passion was most unusual for a mortal man. Surely he had to be the one ordained by God to strike the head of the serpent… He must not be allowed to survive they cried. We must get our most fierce assassins to kill him.

As they began to strategize, Lucifer turned to Zintash, a very high ranking angel who was also part of the rebellion and known for his wisdom, pride and sagacity.

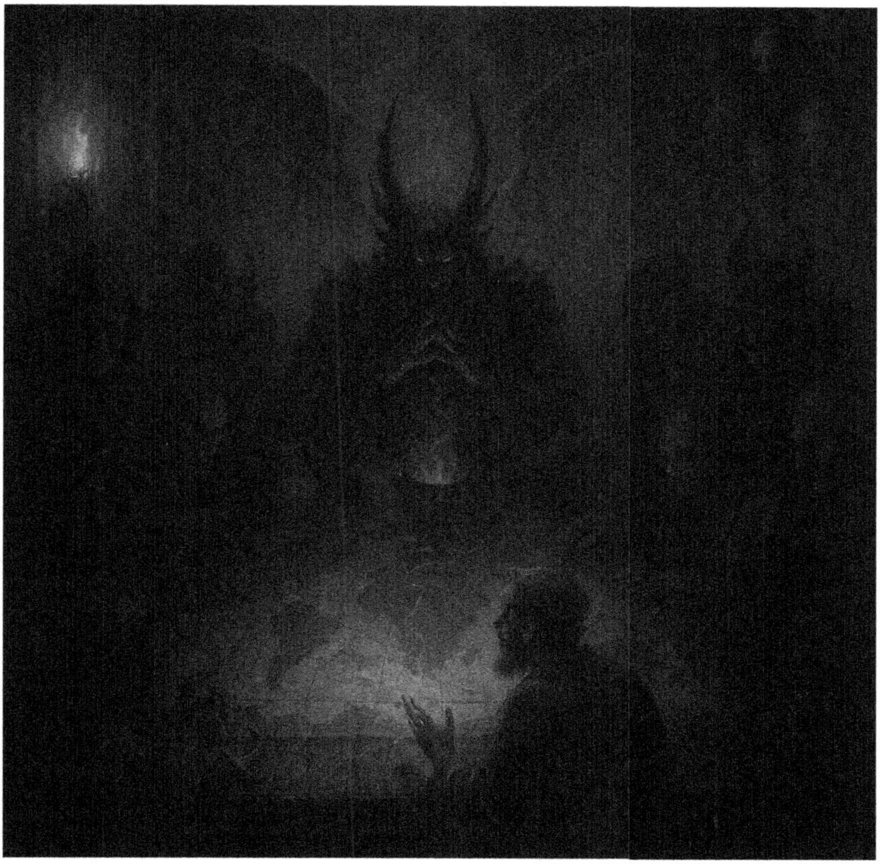

War Room of Darkness Zintash stood up as everyone fell into silence .He was highly revered.

"I counsel that we exercise patience with this young Boy. Let us monitor him closely, determine his strengths and weaknesses and use this against him"

How long do we monitor him? Vantu asked. He was one of the rebels put in charge of battle strategy. He still bore scars from the defeat against Michael and seeking revenge. We have all the time in the world. We sit, wait and at the pinnacle of his success, we strike.

You mean kill him?. No Zintash replied. We make him do something that will break the Most High's heart and cause God Almighty to destroy this "Man after his heart-This David" If we could patiently wait 3000 Years from Adam to the present, surely we can wait a few decades more. With that Lucifer replied, so let it be written, so let it be done- We wait patiently.

CHAPTER 3

Rumblings

King David was at the pinnacle of his reign. All his enemies subdued and subservient. His Empire stretched from the vicinity of the Euphrates in the north, across Moab to the east, to Edom in the south, and to the Philistine cities in the west. Most importantly he had received a life changing affirmation from The Most High

2Samuel 7:1-16(WEB)

7 When the king lived in his house, and Yahweh had given him rest from all his enemies all around, 2 the king said to Nathan the prophet, "See now, I dwell in a house of cedar, but God's ark dwells within curtains."3 Nathan said to the king, "Go, do all that is in your heart, for Yahweh is with you."4 That same night, Yahweh's word came to Nathan, saying, 5 "Go and tell my servant David, 'Yahweh says, "Should you build me a house for me to dwell in? 6 For I have not lived in a house since the day that I brought the children of Israel up out of Egypt, even to this day, but have moved around in a tent and in a tabernacle. 7 In all places in which I have walked with all the children of Israel, did I say a word to anyone from the tribes of Israel whom I commanded to be shepherd of my people Israel, saying, 'Why have you not built me a house of cedar?" 8 Now therefore tell my servant David this: 'Yahweh of Armies says, "I took you from the sheep pen, from following the sheep, to be prince over my people, over Israel. 9 I have been with you wherever you went,

and have cut off all your enemies from before you. I will make you a great name, like the name of the great ones who are in the earth. 10 I will appoint a place for my people Israel, and will plant them, that they may dwell in their own place and be moved no more. The children of wickedness will not afflict them anymore, as at the first, 11 and as from the day that I commanded judges to be over my people Israel. I will cause you to rest from all your enemies. Moreover Yahweh tells you that Yahweh will make you a house. 12 When your days are fulfilled and you sleep with your fathers, I will set up your offspring after you, who will proceed out of your body, and I will establish his kingdom. 13 He will build a house for my name, and I will establish the throne of his kingdom forever. 14 I will be his father, and he will be my son. If he commits iniquity, I will chasten him with the rod of men and with the stripes of the children of men; 15 but my loving kindness will not depart from him, as I took it from Saul, whom I put away before you. 16 Your house and your kingdom will be made sure forever before you. Your throne will be established forever."

There remained one enemy still holding out, the Ammonites. David knew he needed to secure his eastern border where the ammonites were deeply entrenched… A "Surrender or Annihilation" message had been sent to them the return message was "War" and so preparations were made for Battle. In the War room, King David met with his trusted general Joab and Abishai his brother.

Surrounded by his so called "Mighty Men" who were willing to lay down their lives for him in the face of battle.

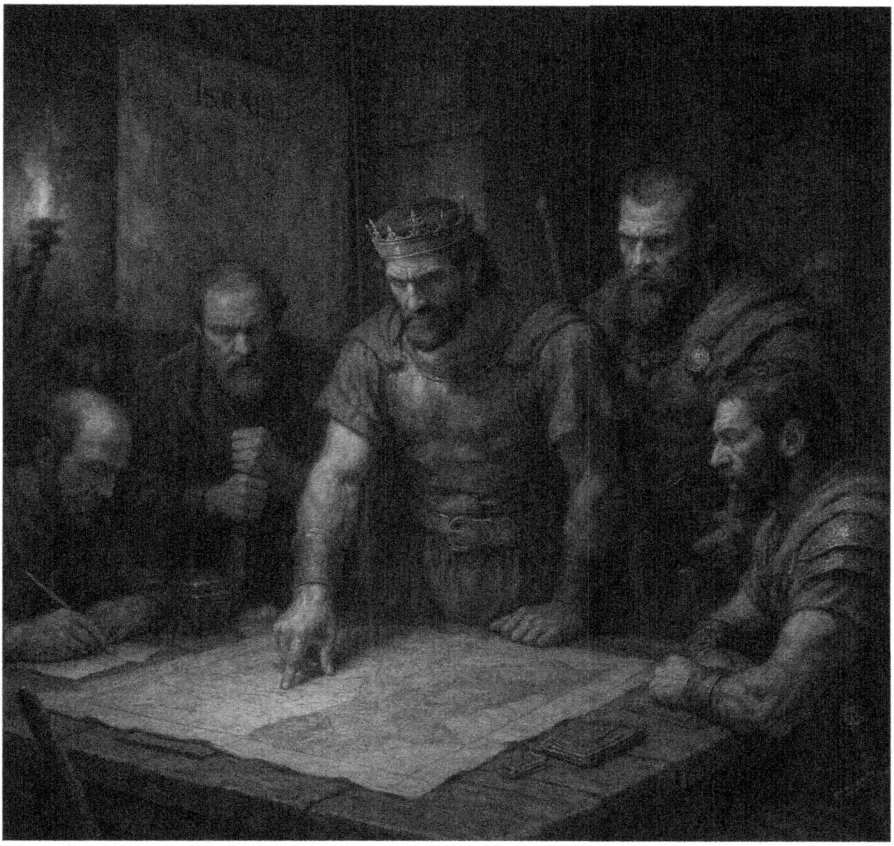

David in the War Room with His Generals

Men who had seen him at his most vulnerable from the time of King Saul, to the near disaster at Ziklag and beyond to the present time.

They had seen him weep till he had no strength to weep and been there during the resounding victories. These were men who were destitute, in distress and in debt that had been transformed to godly heads of their families and a most feared and formidable war and fighting machine. As they gathered in the catacombs, King David stronghold, a room designed to evade possible ammonite spies, the decision was made to invade Ammon in the spring time when Kings go to war, but to the surprise of Joab, the King would not be joining them, he would remain in Jerusalem.

The silence was deafening among the warriors. This was most unusual, how can we go to war without our king? As the Generals were dismissed, Joab remained behind with a concerned look on his face. He had noticed over the last few months that the King was getting distracted and bored. His passion appeared to be waning.

"This is not the David I know. The hunger and fire is gone" There was also rumors about his inappropriate entanglement with Bathsheba, His chief adviser Ahithophel's Granddaughter in law and who was also Uriah's (Who was one of his Officers) wife.

Was this the reason why the king remained in Jerusalem? My Lord! Joab said, perhaps you should reconsider your decision to stay behind in Jerusalem. David replied curtly; my decision is final, see to your generals and bring me word of victory. As David dismissed Joab, watching in the background and invisible to all was Sandubal. He had been specially selected by Gumazul to monitor David's every move. This he had been doing from the moment King David was anointed, watching him every day, hour and moment for the last 35 Years without fail.

Sandubal on hearing this sent a coded message word to his General Gumazul, "It is time to strike" we have an opening of attack.

CHAPTER 4

David, Bathsheba and Uriah

2 Samuel 11:2-5(WEB)

2 At evening, David arose from his bed and walked on the roof of the king's house. From the roof, he saw a woman bathing, and the woman was very beautiful to look at. 3 David sent and inquired after the woman. One said, "Isn't this Bathsheba, the daughter of Eliam, Uriah the Hittite's wife?" 4 David sent messengers, and took her; and she came in to him, and he lay with her (for she was purified from her uncleanness); and she returned to her house. 5 The woman conceived; and she sent and told David, and said, "I am with child."

David paced up and down his palace. He had heard wonderful news from the war front. Joab had indeed laid siege in Ammon and it was only a matter of time before the final capitulation although the fighting was very fierce especially on the frontlines. But more pressing on his mind was Bathsheba. She was pregnant with his child a married woman not his wife. He had seen her from the roof of his palace whilst she was bathing.

Unbeknown to David, Sandubal who had been monitoring the proceedings began to whisper words in his ear. Much as David tried, he could resist the desire he felt for her, he could have had any unmarried woman he wanted but, like the Garden of Eden, his lust had overtaken him in spite of the strict orders of God. "Thou shalt not commit Adultery"

As he thought about what next to do, a thought crossed his mind, "I am King David, I am a man of immense power and I can cover this up". "Why don't I bring her husband from the war front, He will be exhausted and would need rest and relaxation"

"I will order him home and perhaps he will unite with his wife and the baby can be passed off and reared as his own". "Nobody has to know only Bathsheba and I will swear her to secrecy" As he began to mediate on the plan, he was filled with ungodly hope that this might just work

He dispatched orders and Instructed Uriah to be released from the war in Ammon and brought to him. As Uriah made his way to Jerusalem, He looked around him. The King had sent his luxurious carriage with 2 of his bodyguards. He looked out of place and wondered why the King would want to see him.

Uriah loved King David and saw him as a role model to emulate. He often told his wife his dream was to be like King David. He emulated him up to the way he walked and talked even though they had never seen him face to face. He joined the army because of David and had risen to become a fine and brave officer. In his mind, he would name his first son "David" in honour of his king.

What was even more impressive was that Uriah was a Man after God's Heart. He saw David as a man who lived a life of righteousness and holiness with reverence to the Lord of Israel. Uriah had never tasted strong wine in his life much to the frustration of his friends and family. As he pondered on these things, the carriage halted to a stop. They had arrived at the palace.

2 Samuel 11:6-15(WEB)

David sent to Joab, "Send me Uriah the Hittite." Joab sent Uriah to David. 7 When Uriah had come to him, David asked him how Joab did, and how the people fared, and how the war prospered. 8 David said to Uriah, "Go down to your house and wash your feet." Uriah departed out of the king's house, and a gift from the

king was sent after him. 9 But Uriah slept at the door of the king's house with all the servants of his lord, and didn't go down to his house. 10 When they had told David, saying, "Uriah didn't go down to his house," David said to Uriah, "Haven't you come from a journey? Why didn't you go down to your house?" 11 Uriah said to David, "The ark, Israel, and Judah, are staying in tents; and my lord Joab and the servants of my lord are encamped in the open field. Shall I then go into my house to eat and to drink, and to lie with my wife? As you live, and as your soul lives, I will not do this thing!" 12 David said to Uriah, "Stay here today also, and tomorrow I will let you depart." So Uriah stayed in Jerusalem that day and the next day. 13 When David had called him, he ate and drank before him; and he made him drunk. At evening, he went out to lie on his bed with the servants of his lord, but didn't go down to his house. 14 In the morning, David wrote a letter to Joab and sent it by the hand of Uriah. 15 He wrote in the letter, saying, "Send Uriah to the forefront of the hottest battle, and retreat from him, that he may be struck and die."

Uriah left Jerusalem even more perplexed than when he came. This was an unexpectedly short visit. He was saddened that he could not see his wife Bathsheba. He had placed duty and faith over family. After all we are at war.

Enjoyment and celebrations will come later. Perhaps he thought, this was Gods way of testing him before promoting him to greater responsibility "God is good he thought and his mercies endure forever".

Even when given the option of going home to rest, he had chosen to stay in the servant's quarters-His only qualm was that at some point he had been served alcohol, for the first time. He hated it and swore he would never take it again. In his hand was a letter from King David to give to Joab, His commanding officer.

This surely must be a letter recommending him for promotion. This might even come with better pay, maybe a bigger home and who knows start a family with his wife. As he disembarked from his carriage, he was ushered to the presence of Joab. Uriah bowed before Joab and handed the letter to him as he waited outside for further Instructions. As Joab read the letter. He was saddened by this whole affair, but as a soldier, He thought to himself. "I am a man of authority and under Authority" "Orders were Orders" If King David wanted Uriah dead, who was he to stand in his way? Joab called Uriah back in. We have a special mission for you-we are sending you to where the fighting is fiercest. Will I have help and support, Uriah asnswered, Yes you will. Uriah saluted and left the camp. Little did he realise that he would never see his dreams fulfilled. Before the end of the day, he had died in battle. An untimely and tragic death.

2 Samuel 11:22-27(WEB)

22 So the messenger went, and came and showed David all that Joab had sent him for. 23 The messenger said to David, "The men prevailed against us, and came out to us into the field; and we were on them even to the entrance of the gate. 24 The shooters shot at your servants from off the wall; and some of the king's servants are dead, and your servant Uriah the Hittite is also dead." 25 Then David said to the messenger, "Tell Joab, 'Don't let this thing displease you, for the sword devours one as well as another. Make your battle stronger against the city, and overthrow it.' Encourage him." 26 When Uriah's wife heard that Uriah her husband was dead, she mourned for her husband. 27 When the mourning was past, David sent and took her home to his house, and she became his wife and bore him a son. But the thing that David had done displeased Yahweh.

As all of this unravelled the war council of darkness watched with rapt attention and cheered. As the celebrations quietened, Zintash asked Lucifer, What next?

Lucifer replied, now I go to Mount Zion as an accuser to request the life of David. He has committed Adultery and Murder. That carries a sentence of death and the Most High cannot deny me my legal right.

CHAPTER 5

Mount Zion

As Lucifer ascended to the familiar terrain of Mount Zion, the heavenly Jerusalem, He remembered the last time he had presented himself before the Lord. This was during the time of Job when he received the Lord's permission to destroy Job. Much as he tried, it ended badly for him as all that he had stolen from Job, the Lord had restored and given him double for all his trouble.

This time however he felt more confident as David was a man who had committed a sin so grievous in the eyes of God that surely he felt he would not be denied this time. On arrival, he was met by Angel Gabriel. Angel Gabriel had often wondered, why the Lord did not destroy Lucifer after the civil war. In fact, the instruction had gone round all the heavenly, earthly and nether-worldly realms that whilst Lucifer had lost his place, he had not lost his ranking and the usual protocol of honour should be accorded him. He had heard that even Michael was not allowed to rail against Lucifer as they disputed over the body of Moses. "The Lord

Rebuke You" Michael apparently said to Lucifer during their verbal confrontation 500 years ago

The Most high will see you now Angel Gabriel said. Are you not coming with me? Lucifer asked? No said Gabriel, You will see him alone with the Word and The Spirit.

Immediately he found himself brought him to the Presence of the Lord seated on the Throne in a room he had never entered throughout his time in heaven.

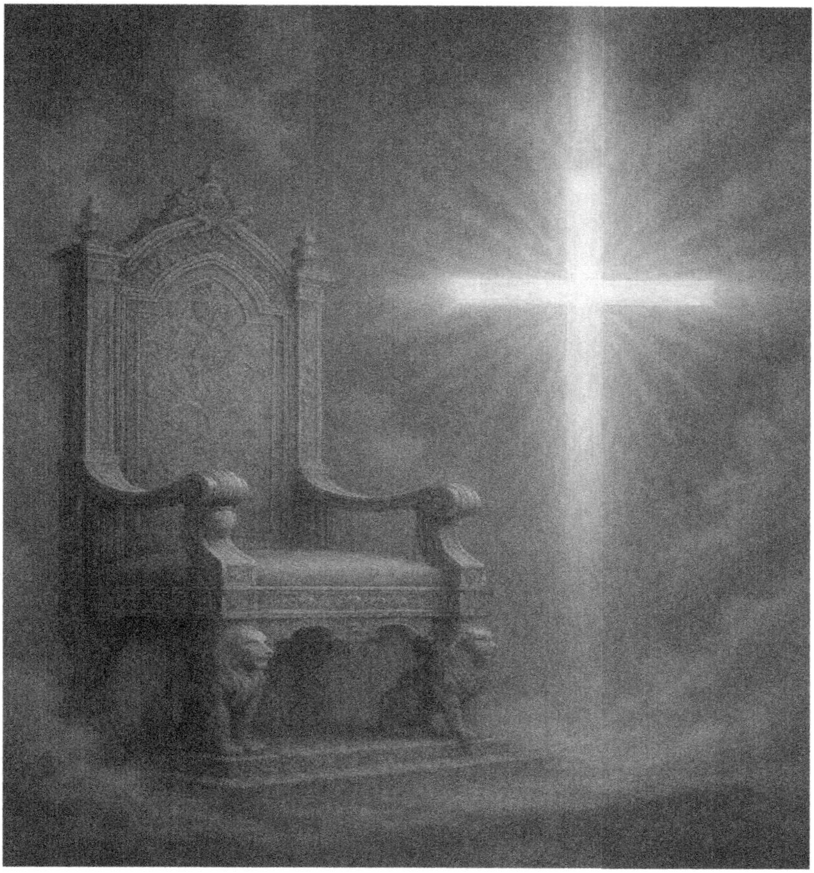

The 2 Thrones Intersecting

On the Floor of God was the Inscription in a new language Lucifer did not understand - "Throne of Grace" Seated on the right hand was a Lamb he had never seen and In front of the throne was an altar sprinkled with blood. This was new and perplexing to Lucifer

Lucifer bowed low to the ground. Your Majesty, the Most High. **"The Lord said to Lucifer, Who are you and where have you come from."**

Surely Lucifer thought, the Lord knows my name. My name is… As Lucifer tried to get the words out of his mouth he felt a compelling force as he blurted out. My name is Satan. The Lord replied and that is who you are. You are no longer "Son of the Morning" You are forbidden for all eternity to eternity to use the name Lucifer.

Satan in utter shock and horror replied-Yes my Lord. Why are you here? The most High asked. Satan replied, I have come to accuse the one they call David the King of Israel. I request his death. Your law to Moses made it clear that the adulterer and the murderer must die.

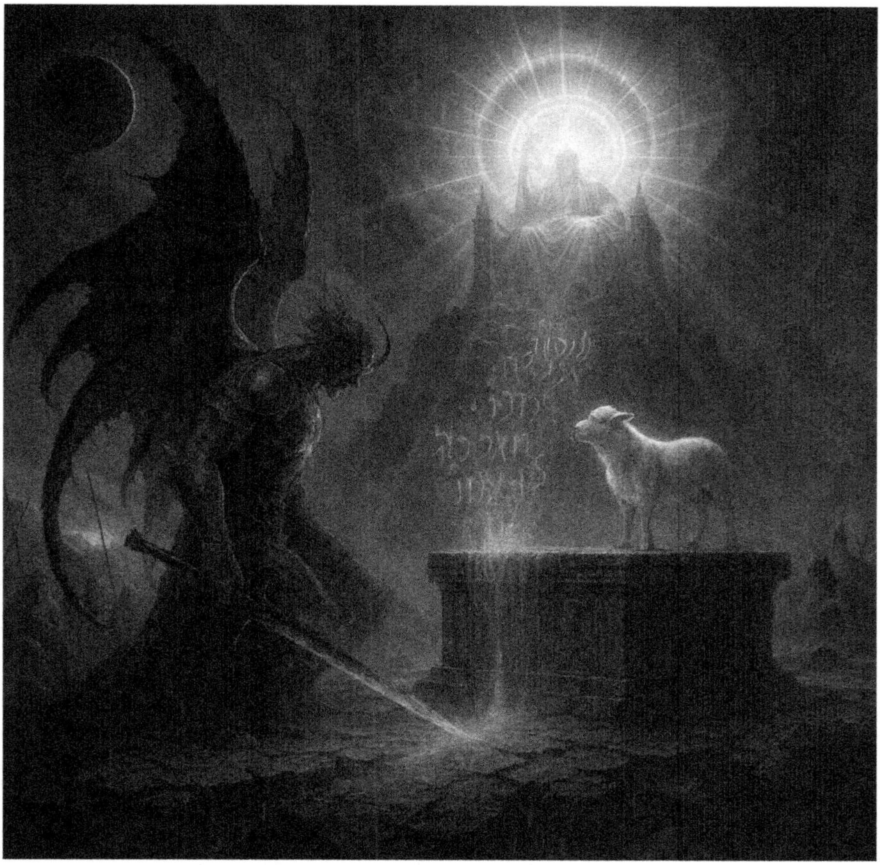

Lucifer appears before the throne, invoking justice over David's sin.

The Most high replied Atonement has been made. The Perfect Blood has been shed, sprinkled on this Altar.

Whose blood could be so powerful to atone for this most heinous crime - Satan Thought?

He could not take his eyes off the Lamb seated on the Right side of the Most High. His further gaze took him to man, dressed in white kneeling on the ground deep in prayer, and beads of sweat running down his brow. He knew immediately this was Nathan, The prophet of the Lord in Israel and King David's Friend.

David will not die said the Most High, but He will suffer the consequences and one has died in his place. This is sealed and cannot be reversed. What I have done I have done, what I am doing I have done and what I will do, I have already done.

The Life force of those words threw Satan out of the presence of the Lord as he fell like lightening back to his abode in the cosmos of the second heavens.

As he landed back in the midst of the rebel angels, one of them said "My Lord Lucifer". Immediately fire from heaven came and consumed him right on the spot. They all learnt a lesson in authority. From now on the name Lucifer ceased to exist. Satan addressed the War counsel of darkness. "David is not the one who will destroy us". "There is someone else coming. It may be now, it may be in 1000 years". "When he comes, it will be shrouded and we will miss it" "This Man will end us"

"Of one thing I am certain. Israel is Ground Zero. "All we can do is to maximise the consequences". "We are lost forever and doomed but we must take as many of the Sons of Men with us to hell for all eternity". "Our time is short before our complete, utter and final destruction" Nathan who had been travailing in prayer for David all night felt a release in his spirit that God had answered his prayer. David would not die. It was time to confront the King.

CHAPTER 6

(Back to the End of Chapter 1)

Jerusalem

You are that Man-!!

As Nathan rose up from the ground-David knew instinctively that Nathan did not come as a friend today- He came as prophet, with a Word from the Lord, A word laced with Grace, Mercy, Judgement and catastrophic consequences for generations to come.

Nathan opened his Mouth and said, ***2 Sam 12 1-12(WEB)***

12 Yahweh sent Nathan to David. He came to him, and said to him, "There were two men in one city: the one rich, and the other poor. 2 The rich man had very many flocks and herds, 3 but the poor man had nothing, except one little ewe lamb, which he had bought and raised. It grew up together with him and with his children. It ate of his own food, drank of his own cup, and lay in his bosom, and was like a daughter to him. 4 A traveler came to the rich man, and he didn't want to take of his own flock and of his own herd to prepare for the wayfaring man who had come to him, but took the poor man's lamb and prepared it for

the man who had come to him."5 David's anger burned hot against the man, and he said to Nathan, "As Yahweh lives, the man who has done this deserves to die! 6 He must restore the lamb fourfold, because he did this thing and because he had no pity!"7 Nathan said to David, "You are the man! This is what Yahweh, the God of Israel, says: 'I anointed you king over Israel, and I delivered you out of the hand of Saul. 8 I gave you your master's house and your master's wives into your bosom, and gave you the house of Israel and of Judah; and if that would have been too little, I would have added to you many more such things. 9 Why have you despised Yahweh's word, to do that which is evil in his sight? You have struck Uriah the Hittite with the sword, have taken his wife to be your wife, and have slain him with the sword of the children of Ammon. 10 Now therefore the sword will never depart from your house, because you have despised me and have taken Uriah the Hittite's wife to be your wife.'11 "This is what Yahweh says: 'Behold, I will raise up evil against you out of your own house; and I will take your wives before your eyes and give them to your neighbor, and he will lie with your wives in the sight of this sun. 12 For you did this secretly, but I will do this thing before all Israel, and before the sun.'"

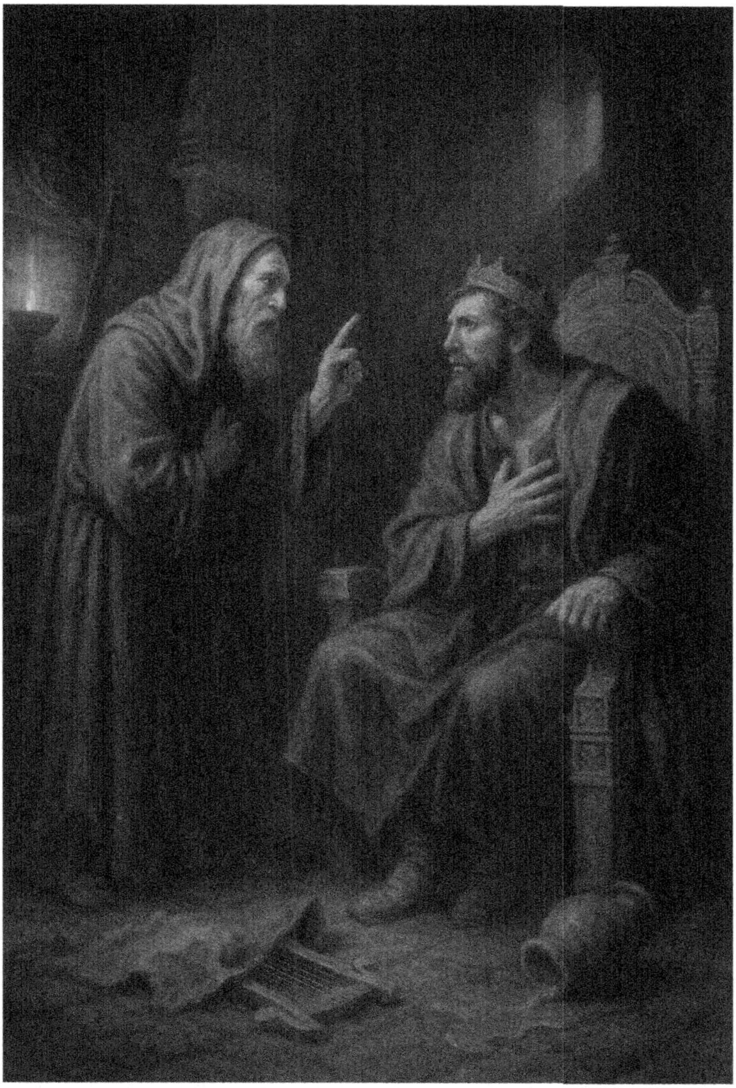

Nathan the Prophet confronting King David

2 Sam 12 13-14(WEB)

13 David said to Nathan, "I have sinned against yahweh." Nathan said to David, "Yahweh also has put away your sin. You will not die. 14 However, because by this deed you have given great occasion to Yahweh's enemies to blaspheme, the child also who is born to you will surely die."

Surely not .Why must the innocent die? Nathan replied, The Boy will die, it is irrevocable. I have prayed for you but the Lord has said a storm like no other is coming your way that will attempt to destroy your family and usurp your throne; The usurper will be someone from your own loins. Just as you have said the man who did this must repay four lambs for the one he stole and have no pity. Four of your sons will die. As David began to weep uncontrollably, Nathan in a calm, authoritative voice and yet in his heart feeling anguish for his friend said, "Get your wife Bathsheba, hold your child and say your good byes"

David hurried to the Queens quarters and told Bathsheba, They hugged and wept and wept and yet in his heart, David would not give up. Suddenly, the Child began to cough.

2 Samuel 12:15-18(WEB)

15 Then Nathan departed to his house. Yahweh struck the child that Uriah's wife bore to David, and he was very sick. 16 David therefore begged God for the child; and David fasted, and went in and lay all night on the ground. 17 The elders of his house arose beside him, to raise him up from the earth; but he would not, and he didn't eat bread with them. 18 On the seventh day, the child died. David's servants were afraid to tell him that the child was dead, for they said, "Behold, while the child was yet alive, we spoke to him and he didn't listen to our voice. How will he then harm himself if we tell him that the child is dead?"

Leviticus22:27(WEB)

27 "When a bull, a sheep, or a goat is born, it shall remain seven days with its mother. From the eighth day on it shall be accepted for the offering of an offering made by fire to Yahweh.

As David rose up from the ground on hearing that his son was dead, there was closure. He found the strength to carry on, to the amazement of his palace attendants.

2 Sam 12:20(WEB)

20 Then David arose from the earth, and washed and anointed himself, and changed his clothing; and he came into Yahweh's house, and worshiped. Then he came to his own house; and when he requested, they set bread before him and he ate.

He knew he had to be transparent about his sin. This would be a cautionary tale for the millennia to come. In spite of his chief advisers who counselled that there was no need to scribe this psalm, he insisted on doing it and prevailed on them to publish it.

As he worshipped the Lord and broken by his Sin, the psalm began to write itself. What is now known as the 51st Psalm. For the ages to come this psalm will be forever be known as the benchmark Hymn for brokenness, repentance, contrition and restoration

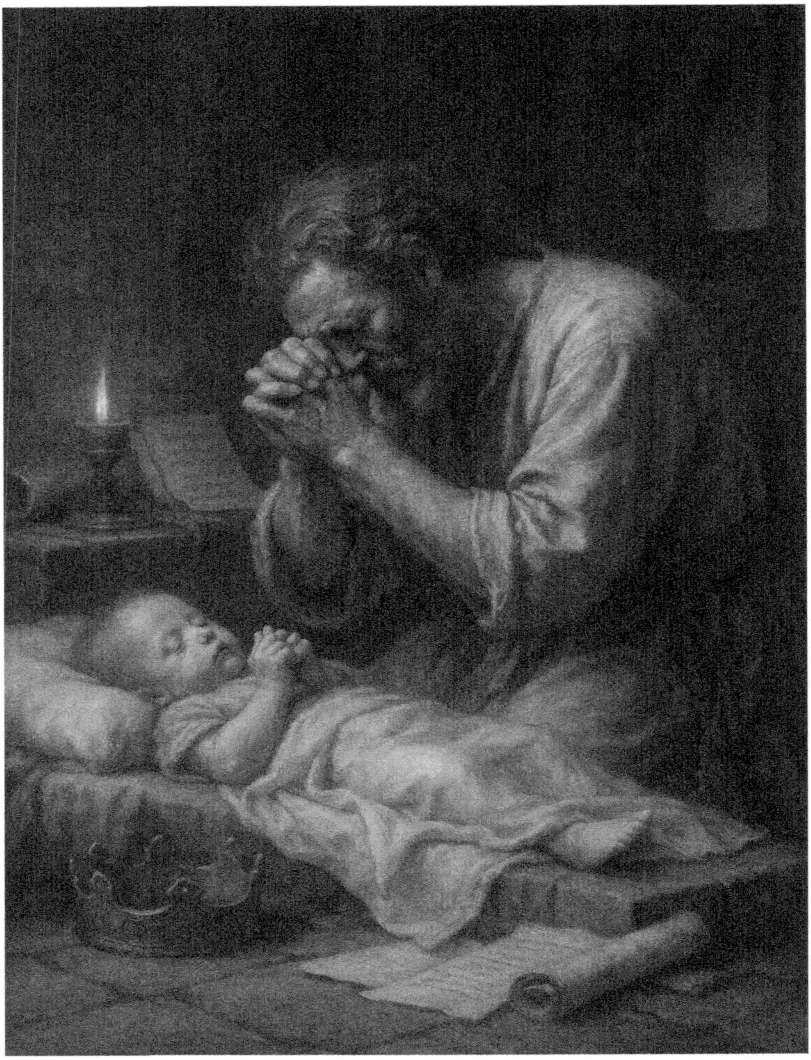

David praying for his sick child

Psalm 51(WEB)

51 Have mercy on me, God, according to your loving kindness. According to the multitude of your tender mercies, blot out my transgressions.

2 Wash me thoroughly from my iniquity. Cleanse me from my sin.

3 For I know my transgressions. My sin is constantly before me.

4 Against you, and you only, I have sinned, and done that which is evil in your sight, so you may be proved right when you speak,
and justified when you judge. 5 Behold, I was born in iniquity.
My mother conceived me in sin.

6 Behold, you desire truth in the inward parts. You teach me wisdom in the inmost place.

7 Purify me with hyssop, and I will be clean. Wash me, and I will be whiter than snow.

8 Let me hear joy and gladness, that the bones which you have broken may rejoice.

9 Hide your face from my sins, and blot out all of my iniquities.

10 Create in me a clean heart, O God. Renew a right spirit within me.

11 Don't throw me from your presence, and don't take your Holy Spirit from me.

12 Restore to me the joy of your salvation. Uphold me with a willing spirit.

13 Then I will teach transgressors your ways. Sinners will be converted to you.

14 Deliver me from the guilt of bloodshed, O God, the God of my salvation. My tongue will sing aloud of your righteousness.

15 Lord, open my lips. My mouth will declare your praise. 16 For you don't delight in sacrifice, or else I would give it. You have no pleasure in burnt offering.

17 The sacrifices of God are a broken spirit. O God, you will not despise a broken and contrite heart. 18 Do well in your good pleasure to Zion. Build the walls of Jerusalem.

19 Then you will delight in the sacrifices of righteousness, in burnt offerings and in whole burnt offerings. Then they will offer bulls on your altar.

2 Sam 12:24-25(WEB)

24 David comforted Bathsheba his wife, and went in to her, and lay with her. She bore a son, and he called his name Solomon. Yahweh loved him; 25 and he sent by the hand of Nathan the prophet, and he named him Jedidiah,[a] for Yahweh's sake.

There was great Joy in the camp of Israel as his chariot arrived with all pomp and morale was greatly boosted. After a long hard battle the Ammonite resistance crumbled as the their army capitulated

A great victory was secured against the ammonites, giving the Nation of Israel the one and only hegemony and Uni polar power status over the vast array of Land

2 Samuel 12:26-31(WEB)

26 Now Joab fought against Rabbah of the children of Ammon, and took the royal city.27 Joab sent messengers to David, and said, "I have fought against Rabbah. Yes, I have taken the city of waters.28 Now therefore gather the rest of the people together, and encamp against the city and take it; lest I take the city, and it be called by my name."29 David gathered all the people together and went to Rabbah, and fought against it and took it. 30 He took the crown of their king from off his head; and its weight was a talent[a] of gold, and in it were precious stones; and it was set on David's head. He brought a great quantity of plunder out of the city. 31 He brought out the people who were in it, and put them to work under saws, under iron picks, under axes of iron, and made them go to the brick kiln; and he did so to all the cities of the children of Ammon. Then David and all the people returned to Jerusalem.

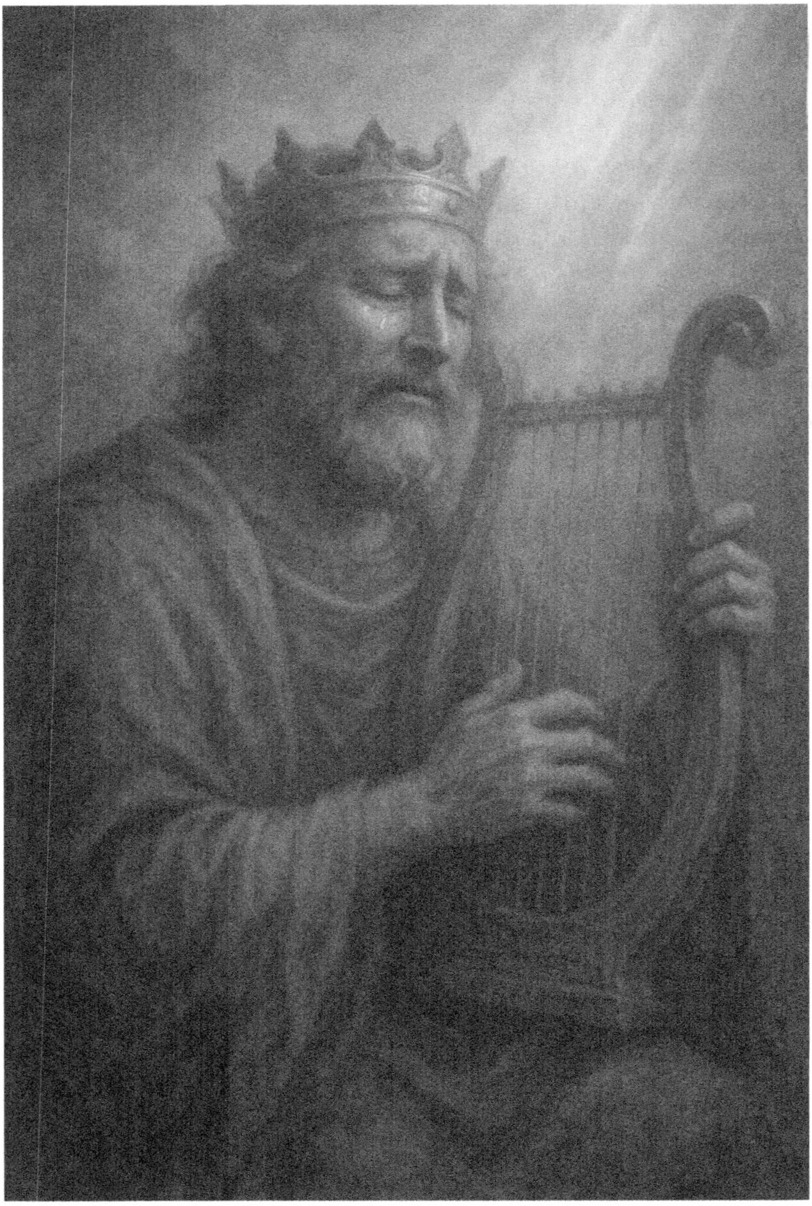

King David playing the Harp

Solomon as a testament of God's Grace and Mercy became the next King of Israel after his Father David who ruled for 40 years Solomon was the last man standing among the potential heirs to the throne and had survived a family war of total annihilation which his half-brother Absalom has started and ended in his (Absalom's) demise.

The 4 sons of David who died were Nathan (The first born of David and Bathsheba, who died as a result of God's Judgement) Amnon, Absalom and Adonijah

King Solomon reigned for 40 years and built the Temple of the Lord as his dwelling and hosting of his presence, fulfilling the vision of his father David's heart.

EPILOGUE

Ad 33-On Jesus Way to

Jerusalem

Mark 10:49-50(WEB)

49 Jesus stood still and said, "Call him." They called the blind man, saying to him, "Cheer up! Get up. He is calling you!" 50 He, casting away his cloak, sprang up, and came to Jesus.

Jesus knew on hearing those words, he had to stop. Whatever this man needed he would be granted his wish. His mind was transported to the day Satan had blasphemed the name of the Lord requesting for the life of David who had committed Adultery and Murder, a grievous sin punishable by death. The name of David, the Man after Gods Heart, and the sweet psalmist, who received mercy rather than death, that name had placed a demand on Jesus.

Protocol had to be broken. just as he did with the Syrophoenician woman who was relentless and non-negotiable in her faith. As he called for him, there was silence and then Elijah said, Bartimaeus, he is calling for you. Everything else was a blur as he made his way and was shoved to where Jesus was standing.

What do you want me to do he asked Bartimaeus..? The blind man said, "Rabbi, I want to see." As Jesus touched his eyes, he felt a warm pleasant fiery sensation over his eyes but more than that he felt every part of his being was being touched.

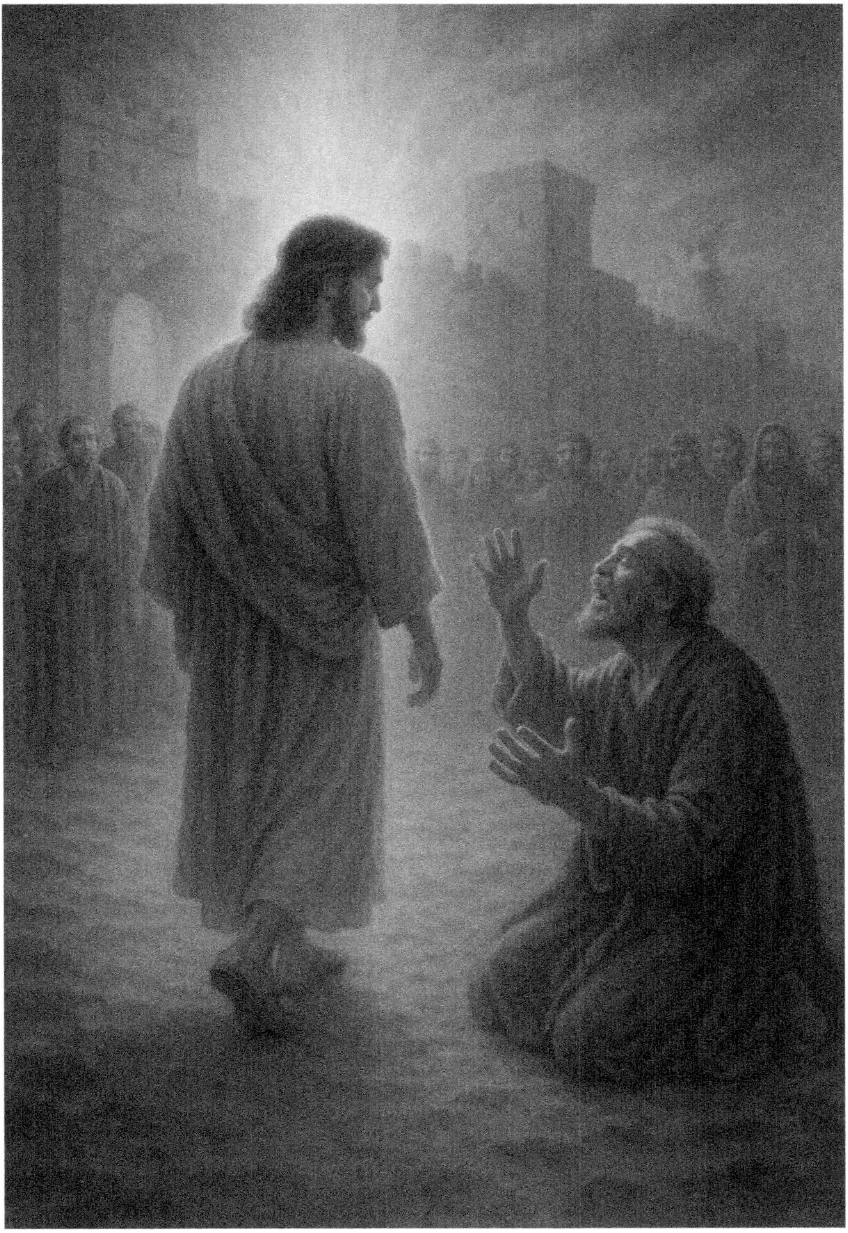

***Jesus turning to Bartimaeus* This was a holistic Healing-of his spirit, soul and body. He was been made whole. He wept as he forgave his parents, the local Pharisees, the community and he forgave himself. He was no longer angry at God. As he opened his eyes, He looked up and saw the face of compassion that was beyond words.**

Bartimaeus wept and said "I see you Lord" A Woman next to him who knew Bartimaeus from his childhood, on seeing this remarkable event fainted.

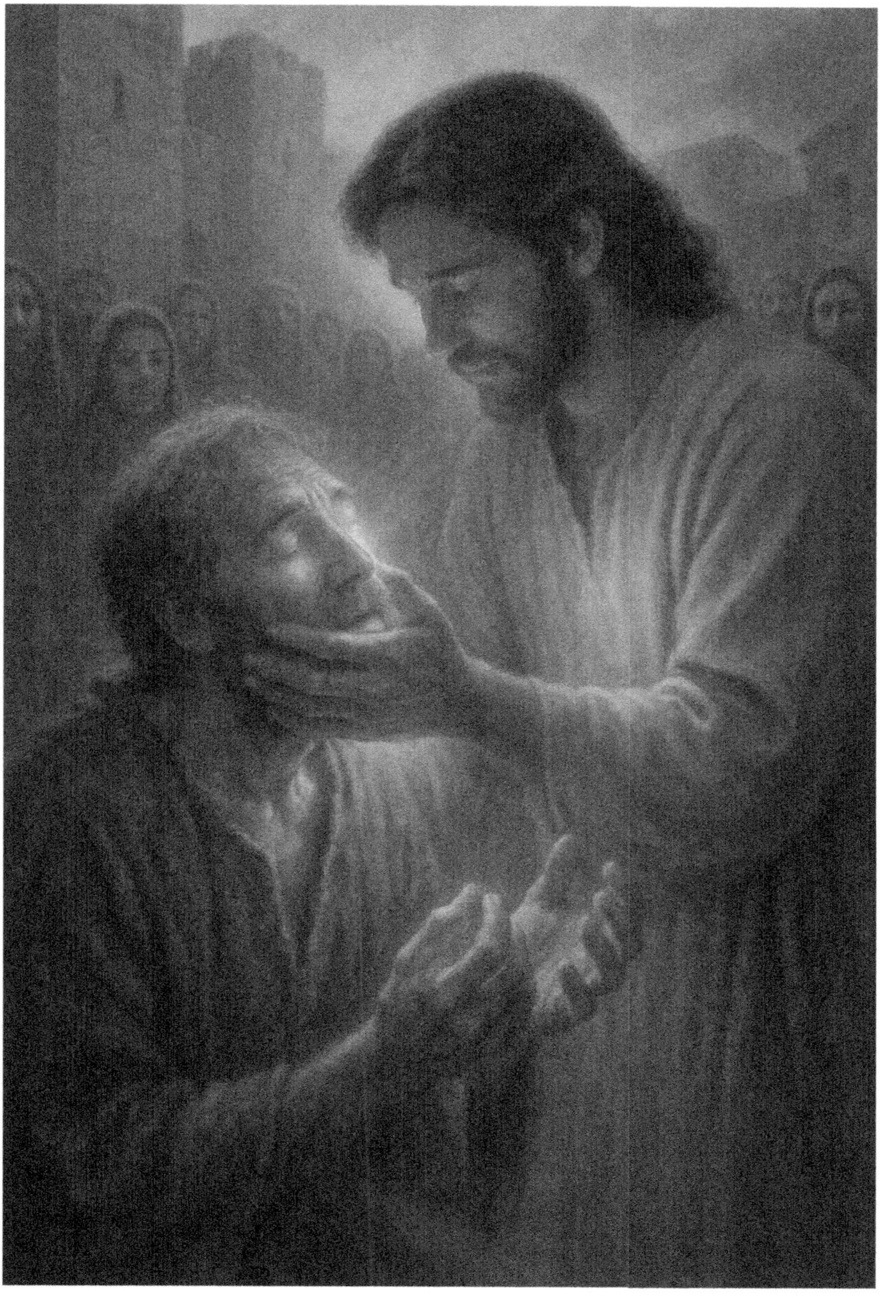

Jesus touching Bartimaeus eyes

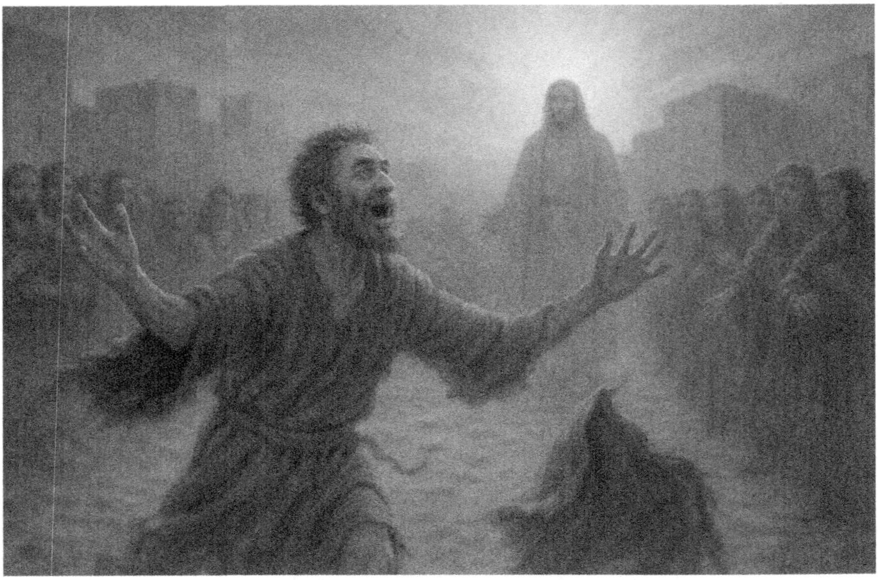

Bartimaeus throwing off his cloak

This was God among men. Bartimaeus knew that for the rest of his life He would live his life for this man called Jesus "The Son of David"

No matter what. For him, there was no turning back.

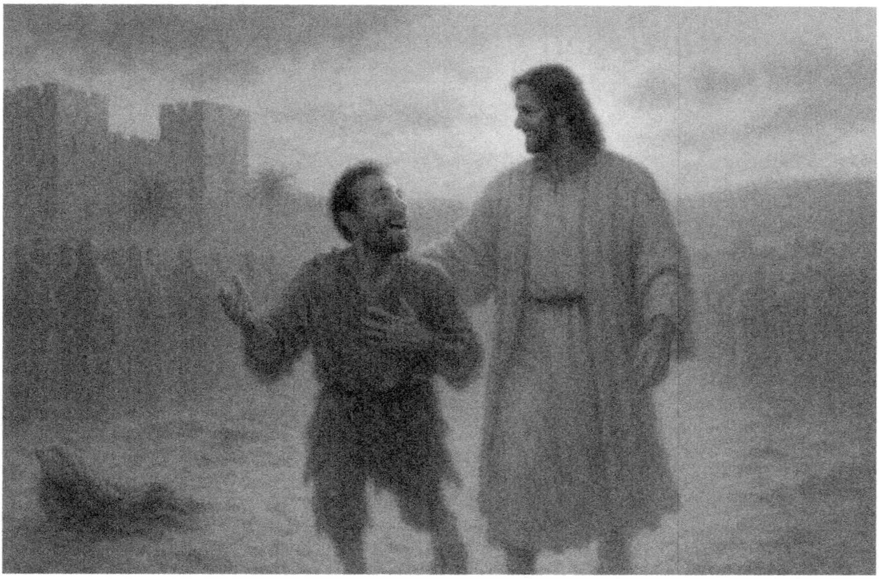

Bartimeaus Walking with Jesus

Mark 10:52(WEB)

52 Jesus said to him, "Go your way. Your faith has made you well." Immediately he received his sight and followed Jesus on the way.

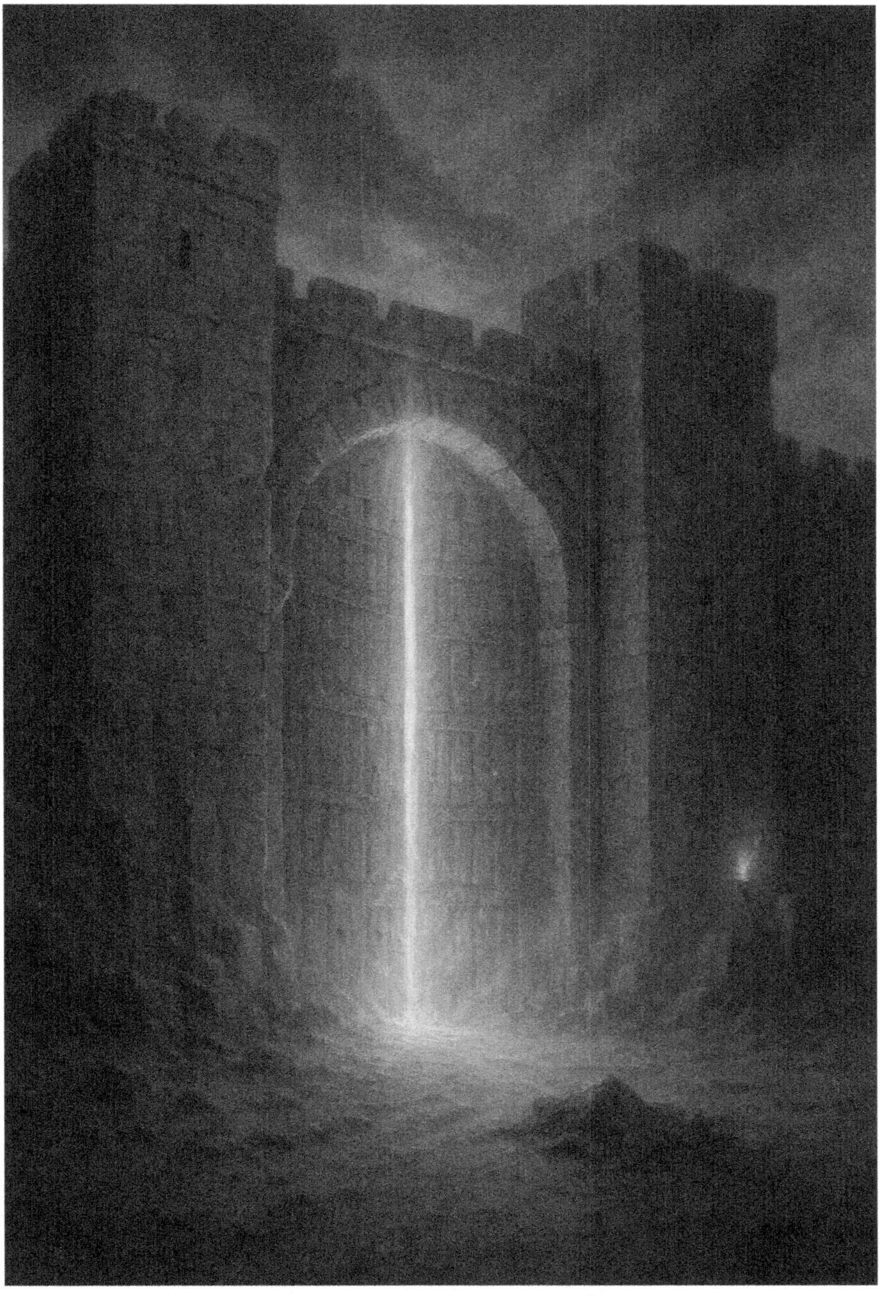

***The gate of Jericho glowing with prophetic lights* Even in the face of the consequences of our actions, in Christ, there is still a redemptive outcome. THE END**

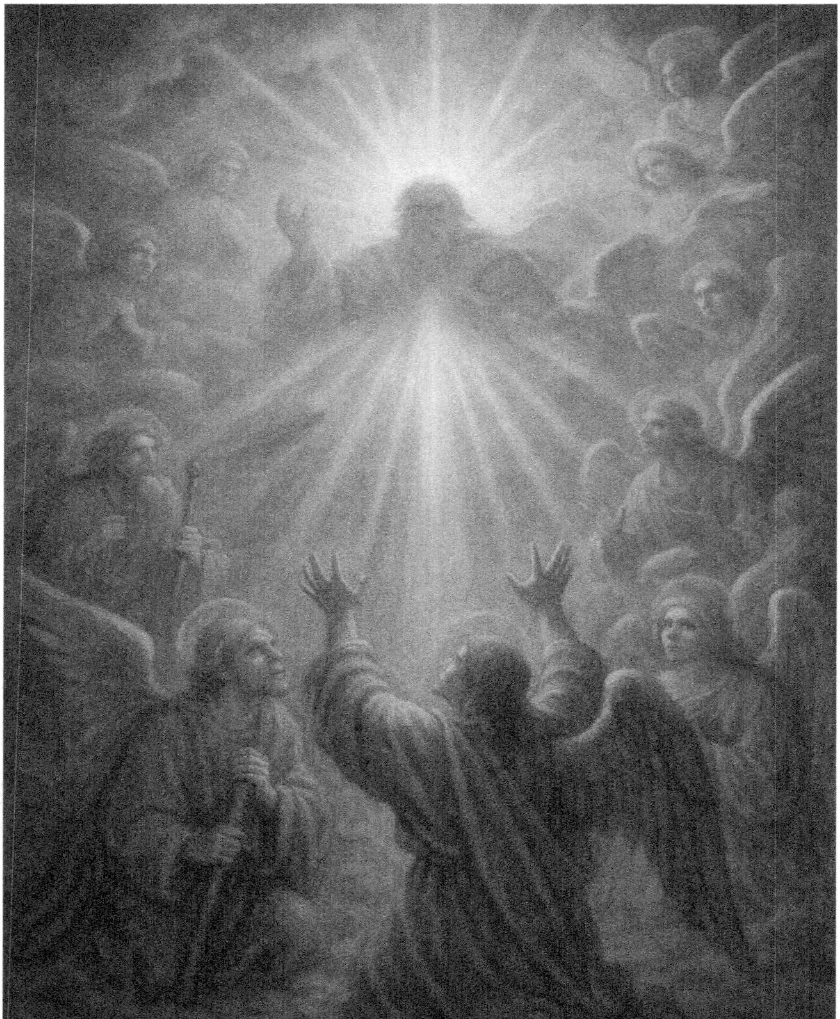

The Throne of Heaven reacts

BLURB

What if the story you thought you knew had another side? Jesus "Son of David" reimagines familiar biblical moments through a fresh, deeply human lens, inviting readers to see the messiah not only as divine, but as a man of purpose, courage and compassion navigating the weight of destiny.

In this powerful retelling, Jimi Fawenhinmi bridges scripture, imagination and faith to breathe new life into the timeless story of redemption. Whether you're a believer seeking renewed inspiration or simply curious about the man called the Son of David, this short story will move your heart and spark your spirit.

Continue Your Journey of Discovery...

If Jesus "The son of David" has stirred something within you, don't stop here.

Go deeper with the Life Application Workbook, a practical companion designed to help you reflect, apply and live out the lessons from this powerful story in your daily walk with God. Get your copy of the workbook today and experience the message beyond the page.

Printed in Dunstable, United Kingdom

72873865R10040